Thomas Scholze

Heilpraktiker-Medizin. Kein Hokuspokus
Mit Reiz und Tradition zu eigener Kraft

SPURBUCHVERLAG

Heilpraktiker-Medizin
Kein Hokuspokus

Mit Reiz und Tradition zu eigener Kraft

SPURBUCHVERLAG

Bibliografische Information der Deutschen Nationalbibliothek

Die Deutsche Nationalbibliothek verzeichnet diese Publikation in der Deutschen Nationalbibliografie; detaillierte bibliografische Daten sind im Internet über http://dnb.dnb.de abrufbar.

1. Auflage Februar 2025

info@spurbuch.de, www.spurbuch.de

Ausführung: pth-mediaberatung GmbH, Würzburg
Titelbild: Bernd Finkenwirth: „Kosmos". Ölmalerei auf Leinwand, 2014 (Ausschnitt)

ISBN 978-3-88778-116-3

Inhaltsverzeichnis

Heilpraktiker-Medizin

Bewährte Heilpraktiker-Reiztherapien

Geleitwort

> *„Nicht im Rezept liegt das Heil, es liegt in der Summe der täglichen Lebensführung!“*
>
> (Vinzenz Prießnitz, 1799-1851)

In einer Zeit, in der unser Gesundheitssystem vor beispiellosen Herausforderungen steht – genannt seien hier exemplarisch nur der Fachkräftemangel, Engpässe in der Arzneimittelversorgung oder wachsender Bürokratismus –, erhebt sich die Frage nicht nur nach seiner Effizienz, sondern es geht vor allem um nachhaltigere Pfade der Heilung sowie um die Förderung von Prävention und Resilienz. Der bekannte Kulturkritiker Ivan Illich (1926-2002) warnte bereits vor mehr als fünfzig Jahren vor den Gefahren eines industrialisierten Gesundheitssystems und einer Übermedikalisierung der Gesellschaft. Heute bildet die sogenannte Gesundheitswirtschaft einen der größten Wirtschaftszweige, deren Antriebskräfte kaum noch Fürsorge, Pflege und Selbstsorge sind, sondern der schnöde Mammon spielt die entscheidende Rolle. Der kranke Mensch wird zum Objekt kommerzieller Interessen gemacht, zunehmend entmündigt und abhängig von Produkten, die nicht unbedingt seiner Gesundheit und seinem Wohlergehen dienen.

In dieser kritischen Auseinandersetzung mit den Missständen eines Gesundheitssystems, das gerade in eine Gesundheitsindustrie umgewandelt wird, nimmt das vorliegende Buch einen wichtigen Platz ein. Es zeigt, dass man Anregungen und Impulse auch außerhalb des engen medizinisch-pharmakologischen Weges finden kann. Der Autor lädt ein, einen Blick auf die Heilpraktiker-Medizin zu werfen und beleuchtet nebenher seinen eigenen Weg vom promovierten Ethnographen bzw. Volkskundler zum Heilpraktiker.

Die Arbeit von Heilpraktikern, einem in der deutschen Medizinlandschaft einzigartigen Phänomen, kann als Teil einer Medizin gesehen werden, die noch mit der früheren Bezeichnung „Gesundheitswesen" in Resonanz steht und einen Beitrag zu eigenverantwortlicher Heilung, zu Gesundheit und Wohlergehen samt einem bewussteren Lebensstil leisten kann. Gesundheitskompetenz und Selbstwirksamkeit erhalten auf diese Weise kräftige Impulse und werden selber zur wirkungsvollen Arznei. Heilpraktiker-Medizin und die Institution Heilpraktiker sollten daher nicht nur gefördert, sondern – wie von Thomas Scholze vorgeschlagen – als Teil des sogenannten immateriellen Kulturerbes im Sinne der UNESCO geschützt werden.

Gesundheit und Wohlbefinden zu bewahren sowie Genesung im Falle von Krankheit zu unterstützen, kann – wie bereits Ivan Illich am Beispiel traditioneller Kulturen nachgewiesen hat – durch einfache, aber wirkungsvolle Methoden erfolgen. Sie erfassen den Menschen in seiner Einheit als biopsychosoziales Wesen und lassen ihn zum Protagonisten des eigenen Heilgeschehens werden.

In der Ottawa-Charta zur Gesundheitsförderung hat die Weltgesundheitsorganisation (WHO) 1986 erklärt, dass Gesundheit von Menschen in ihrer alltäglichen Umwelt, also „dort, wo sie spielen, lernen, arbeiten und lieben", geschaffen wird. Gesundheit entsteht dadurch, „dass man sich um sich selbst und für andere sorgt, dass man in die Lage versetzt ist, selber Entscheidungen zu fällen und eine Kontrolle über die eigenen Lebensumstände auszuüben sowie dadurch, dass die Gesellschaft, in der man lebt, Bedingungen herstellt, die all ihren Bürgern Gesundheit ermöglichen". Vor diesem Hintergrund sind für die WHO das Füreinander-Sorge-Tragen, die Ganzheitlichkeit und das ökologische Denken die Kernelemente bei der Entwicklung von Strategien zur Gesundheitsförderung. Diesen Kriterien werden die hier im Buch vorgestellten Ansätze in besonderer Weise gerecht.

Aktualität und Notwendigkeit eines angemahnten Perspektivenwechsels werden täglich in den Notaufnahmen vieler Krankenhäuser sichtbar. Deren Überlastung ist nicht nur Ausdruck des Fachkräftemangels, sondern Zeugnis einer eingeschränkten Gesundheitskompetenz in der Bevölkerung. Das Wissen um einfache Maßnahmen, beispielsweise um die Anwendung von Wadenwickeln bei Fieber, droht verloren zu gehen – ein Indiz für die Dringlichkeit, Gesundheit wieder mehr als Fürsorge, Pflege und Selbstsorge zu verstehen.

Dieses Buch bietet insofern mehr als nur einen Einblick in die Heilpraktiker-Medizin. Es ist vielmehr ein Appell, Gesundheit in einem umfassenderen, kulturellen und präventiven Kontext zu betrachten. Es fordert uns auf, Gesundheitsreformen nicht nur als finanzielle oder organisatorische Herausforderungen zu sehen, sondern als Chancen, den Weg zu Gesundheit und Wohlbefinden neu zu definieren und zu stärken. „Heilpraktiker-Medizin. Kein Hokuspokus“ ist nicht zuletzt ein Beitrag zur notwendigen Diskussion um Reformen des Gesundheitssystems, die diesen Namen auch verdienen. Gemeint sind Reformen, die das Wohl des Einzelnen in den Mittelpunkt stellen und die Weisheit traditioneller Heilmethoden mit den Anforderungen der modernen Welt in Einklang bringen.

Berlin, 06. Januar 2025 Prof. Dr. Hartmut Schröder

Hartmut Schröder ist emeritierter Professor für Sprachgebrauch und Therapeutische Kommunikation an der Kulturwissenschaftlichen Fakultät der Europa-Universität Viadrina in Frankfurt/O.

Vorbemerkung

„Der beste Arzt ist jederzeit
des Menschen eig'ne Mäßigkeit."

Johann Wilhelm Ludwig Gleim (1719-1803)

Mit der Eröffnung einer klassischen Naturheilpraxis im Jahr 1992 verwandte ich diesen fast 300 Jahre alten Leitgedanken des Dichters und Aufklärers Ludwig Gleim als Aufdruck für meine Patienteninformation. Er bewährte sich mir in den letzten dreißig Jahren als Empfehlung immer wieder und ich verwende ihn bis heute. Das richtige Maß bei den Dingen des Lebens im Großen wie im Kleinen zu finden, hilft uns auch in Krisen und schützt vor Krankheiten.

Doch nicht immer gelingt es, die nötige Disziplin aufzubringen, um diesem Leitmotiv gerecht zu werden, zumal man vor den eigenen Schwächen gern die Augen verschließt. Auch ist es bei der Vielzahl aktueller Gesundheitsangebote nicht leicht, „die Spreu vom Weizen zu trennen", was heißt, die passenden Mittel und Wege für sich selber herauszufinden. Stellt sich irgendwann einmal eine Krankheit ein, bietet unsere Gesellschaft dann jedem die festen Rahmenbedingungen eines organisierten, gemeinschaftlich finanzierten Gesundheitssystems. Der Gang zum Arzt ist selbstverständlich, der Anspruch auf medizinische Versorgung zum Allgemeingut geworden. Dieser vorgezeichnete, von den gesetzlichen Krankenkassen sichergestellte Weg erscheint Vielen als der einzig gangbare zur Besserung von Beschwerden und Krankheiten. Offensichtlich durch bestätigte Leitlinien medizinischer Experten wissenschaftlich anerkannt wirkt er überzeugend.

Aber dieser bequeme und scheinbar naheliegende Behandlungsweg ist vor Sackgassen nicht gefeit. Dann nämlich, wenn die Zahl der einzunehmenden Tabletten steigt, die Krankheit aber trotzdem chronisch zu werden beginnt. Unter dem Eindruck einer sich anbahnenden Aussichtslosigkeit jemals gesünder oder sogar wieder ganz gesund zu werden, greifen viele Menschen heute zur Eigeninitiative. Sie versuchen, jenseits des staatlichen Medizinsystems Erleichterung oder sogar Heilung zu finden. Sie wollen größere Transparenz, mehr Mitspracherecht und eine offenere Finanzierung. Deshalb sehen sie sich nach Alternativen um.

Der Vertreter traditioneller Volksmedizin und bewährter Ratgeber in so mancher krisenhaften Lebenslage ist der Heilpraktiker. Sein freier Beruf ist etabliert, die Bevölkerung vertraut ihm. Seine erprobten, schon seit Jahrhunderten angewandten und bis in die Gegenwart weiterentwickelten Verfahren basieren auf psychophysischen, oftmals ungewohnt körpernahen Reizen. Seine Therapien sind einfach, verständlich und wirkungsvoll sowie natürlich zeitgemäß modernisiert. Seine Konzepte werden sehr individuell auf den Patienten zugeschnitten und sind darauf ausgerichtet, die Selbstheilkraft anzufachen. Das bedeutet für jeden Kranken noch einmal eine zweite Chance, seinen bestehenden Gesundheitszustand zu verbessern, vielleicht sogar wieder ganz gesund zu werden.

Heilpraktiker ist ein Beruf, den man erst in einer reiferen Lebensphase ergreifen kann und sollte. Es braucht Zeit, selber Erfahrungen zu machen und Sicherheit in eigenen Auffassungen zu gewinnen. Auch schadet es nichts, wenn manche idealisierten Lebensvorstellungen und kurzlebigen Interessen zu den Akten gelegt worden sind und man dahinter die wirkliche Substanz und eigene Motivation erkannt hat. Dann kann es passieren, dass man in den Beruf findet und eine staatlich geprüfte Ausbildung absolviert, um dann durch die praktische Arbeit mit den Patienten die Art und Weise naturheilkundlichen Denkens und Vorgehens allmählich zu verinnerlichen.

Diese Publikation entstand aus dem Bedürfnis heraus, allen Suchenden und Fragenden die Gelegenheit zu bieten, sich von der Heilpraktiker-Medizin ein eigenes Bild zu machen, wenn auch indirekt und niemals vollständig. Dazu werden wichtige Prinzipien des diagnostischen und therapeutischen Vorgehens an Beispielen erläutert und der Heilpraktiker-Beruf wird ins Blickfeld genommen. Gleichzeitig laden ausgewählte Themen aus langjähriger Praxis zum Nachdenken ein. Abgerundet wird alles mit humorvollen Einblicken in autobiografische Voraussetzungen, die den persönlichen Weg des Autors in die Medizin kennzeichnen. Ich hoffe, durch die aufgelockerte Art der Darstellung Interesse für die Naturheilkunde wecken und die Behandlungsschwelle beim Heilpraktiker senken zu können.

Heute kann jeder die elektronischen Medien nutzen, um sich von Fremden Tipps geben zu lassen oder auch seine eigene Meinung an andere heranzutragen. In Verbindung mit professionellen Ratgebern und jeder Menge geschäftstüchtig angelegter Werbung ist das Angebot schier unüberschaubar. Die eigenen Ansichten werden bestätigt oder eben verworfen. Ärzte in Praxen und Kliniken oder auf Mikroben und Krankheiten spezialisierte Fachleute staatlicher und pharmazeutischer Institutionen und Industrien machen Hoffnung auf Heilung, manchmal wenigstens in Zukunft. Doch die erlösende Wunderpille, mit der man wie bisher an allen lieb gewordenen Ernährungs- und Lebensgewohnheiten festhalten und trotz langsam zunehmender Alterserscheinungen und gesundheitlicher Probleme bequem weiterleben kann, ist nicht in Sicht. Deshalb sind viele Menschen bereit, einmal die Probe aufs Exempel zu machen und in der traditionellen Volksmedizin nach Lösungen zu suchen. Die im Notfall lebensrettenden Maßnahmen moderner High-Tech-Medizin samt der Einnahme von chemischen Pharmazeutika bleiben dabei immer eine Option.

In diesem Buch geht es um praktische Erfahrungen jenseits des scheinbar übermächtigen Mainstreams unseres gewohnten Medizinsystems. Sie öffentlich zu machen kann aufklärend wirken, denn wer mehr über seinen Körper, unsere umgebende Natur und alternative Heilungsmöglichkeiten weiß, hat größere Chancen, gesund zu bleiben oder zu werden. Wer zu wenig weiß, hat weniger Optionen und dieser Mangel schafft auch Krankheit und Siechtum.

Vor vielen Jahren befasste ich mich zunächst mit sozialkulturellen Prägungen von Bevölkerungsgruppen im Rahmen der ethnologischen und Kulturwissenschaften. Gerade die Ethnologie ist dafür prädestiniert, den Alltagserfahrungen von Menschen nahezukommen. Daher war ich inspiriert von Wissenschaftlern, die dazu auch lebensgeschichtliche Interviews mit „gewöhnlichen" Arbeitern und Angestellten führten.

Sie wollten damit gerade den aus ihrer Sicht „Unterprivilegierten" der Gesellschaft durch konkrete Aufklärungs- und Bildungsangebote aus ihrer offenbaren „Nischenexistenz" heraushelfen. Sicher möchte sich heute angesichts medialer Wissensangebote und individueller Konsummöglichkeiten niemand mehr zu den „Unterprivilegierten" zählen. Doch weiß man eben auch um die vielen Defizite, die mit Herkunft, Sozialisierung und Bildungsgang verbunden sein können, besonders, wenn letzterer von Geld und Einfluss abhängt.

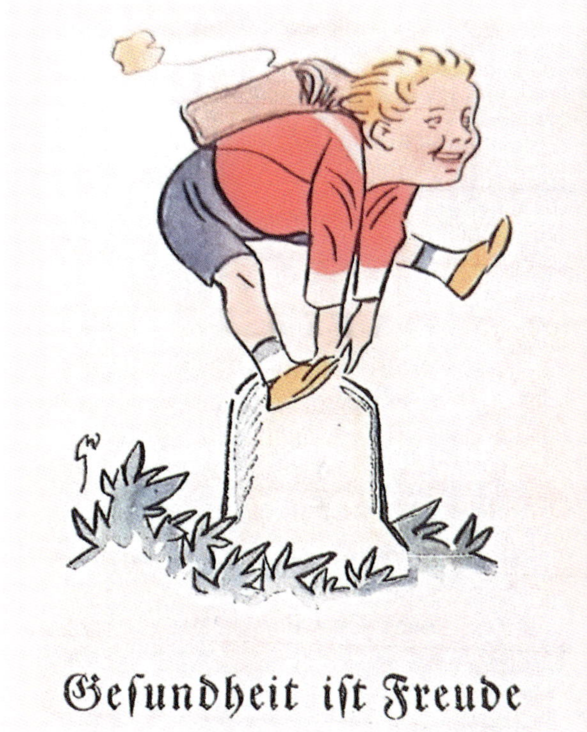

Abb. 1: Gesundheit ist Lebensglück.[1] (Archiv Autor)

Als Heilender wirken kann im Grunde jeder, wenn er es sich nur zutraut. Wer ein Kind tröstet, weil es hingefallen ist, oder einen Verunglückten beruhigt, damit er keinen Schock erleidet, reagiert bereits wie ein Therapeut. Jeder besitzt die intuitive Fähigkeit, aus einer Notsituation heraus zu helfen, menschlich zu handeln ist uns angeboren. Vieles von dem, wozu wir fähig sind, verdanken wir unseren Eltern und Großeltern, auf deren Schultern wir gewissermaßen stehen. Sie waren uns Vorbild, erzählten ihre Lebensgeschichten, ließen uns an Konflikten und Erfolgen teilhaben und vermittelten uns nebenher Möglichkeiten und Grenzen auch in Bezug auf Gesundheit und Krankheit. Wer kennt sie nicht, die

1 Gesundheit ist Lebensglück. Ein Merkbüchlein für Jedermann, gestiftet von der Allgemeinen Ortskrankenkasse Dresden, Berlin o. J. (1926), S. 1.

tröstenden Kinderreime wie: „Heile, heile Segen, sieben Tage Regen, sieben Tage Sonnenschein, wird alles wieder heile sein". Wer erinnert sich nicht an eine beruhigende Umarmung, Mutters tröstliches Handauflegen oder Omas heißen Tee bei Halsschmerzen.

Die unterschwellig-dauerhafte Popularität tradierter und bewährter, heute scheinbar „nur" noch „volkstümlich" und mehr „am Rande" vorkommender, einfacher Heilverfahren ist ungebrochen. Denn die Erinnerung an solche „Wunder" der Heilung ist unauslöschlich, weil sie mit dem konkreten Individuum in seiner Zeit verknüpft ist. *„Bei Ihnen um die Ecke, wissen Sie das"*, sagte mir eine ältere Patientin, *„da praktizierte vor vielen Jahrzehnten ein ganz bekannter Heilpraktiker, zu dem hier alle gingen. Er hieß ‚Engel-Uran'."*

Darauf also baut auch meine Naturheilpraxis seit über dreißig Jahren auf. Ohne das Wissen um unsere Vergangenheit gibt es keine Strategie für die Zukunft. In diesem Sinne danke ich allen meinen Patientinnen und Patienten[2], deren Lebenswege ich durch die praktische Arbeit verstehen lernte und durch die ich erstaunliche Erkenntnisse über die verborgenen Zusammenhänge des menschlichen Körpers erlangte.

Berlin, 06. Januar 2025 Dr. Thomas Scholze

2 Zur besseren Übersichtlichkeit und als überzeugter Anwender der traditionellen deutschen Rechtschreibung verwende ich in meinem Buch generell das generische Maskulinum im geschlechtsneutralen Sinne. Wo jedoch eine differenziertere Aussage gewollt ist oder Gewährspersonen dies bevorzugen, weiche ich problemlos davon ab.

Heilpraktiker-Medizin

> *„Jede einzelne Wissenschaft soll nach ihrer je eigenen Regel betrieben werden."*
>
> Dietrich von Freiberg (ca. 1245-1310)

Prinzipielles zur Naturheilkunde

Der Dominikanermönch Dietrich von Freiberg lehrte um die Wende zum 14. Jahrhundert an der Pariser Universität. Aus dem sächsischen Freiberg stammend, dem Zentrum des erzgebirgischen Silbererzabbaus, war er als Universalgelehrter sowohl Theologe als auch Philosoph und Naturwissenschaftler. Seine o. g. Äußerung zur Rolle der Wissenschaften ist nach meiner Ansicht wohl in jedem gesellschaftlichen Zusammenhang noch immer bedenkenswert.

Wenn man sich heute über „natürliche" Heilungsmöglichkeiten bei Krankheiten unterhält, trifft man auf unterschiedliche Alltagserfahrungen. Manch einer erinnert sich an die fiebersenkenden Wadenwickel in seiner Kindheit, ein Anderer an den Geruch von Schlangengiftsalbe bei Prellungen und Blutergüssen, ein Dritter schwört auf Pfefferminztee bei Magen-Darm-Problemen. Allen gemeinsam ist die Idee, Naturheilkunde würde heißen, allein mit Mitteln aus der uns umgebenden Natur geheilt zu werden. Ein schöner Gedanke, an dem Vertreter der Naturheilkunde immer wieder gern festhalten und der im Einzelfall natürlich seine Berechtigung haben kann.

Aber ist es noch „natürlich", wenn eine auf die Moderation von Gesundheitsmagazinen spezialisierte Ärztin sich in einer Talkshow zu Demonstrationszwecken einen Blutegel ans Knie setzt, der vorher in eine vorn abgeschnittene, wassergefüllte Plastikspritze gepfercht und nun mit dem beweglichen Kolben herausgezwungen wird? Die Idee des „Natürlichen" trifft schon lange nicht mehr den Kern des naturheilkundlichen Herangehens. Wie sonst würde es zu erklären sein, dass sich unterschiedliche medizinische Heilverfahren oder sogar ganze Disziplinen zur Naturheilkunde zählen und zählen dürfen, obwohl sie gar keine „natürlichen" Mittel anwenden. Ich sage daher zuweilen zu meinen Patienten: *„Auch ich bin nicht Naturheiler, sondern der Heilpraktiker, die Wegwerfspritzen stellt die Industrie her und meine Tropfen kommen von den Arzneimittelfirmen."*

Die Bedeutsamkeit eines Therapieansatzes, wie ihn die Naturheilkunde verfolgt, lässt sich nicht nach Patientenzahlen bemessen. Eine eng getaktete Massenabfertigung kann vielleicht in Kriegs- und Seuchenzeiten eine Rolle spielen, steht aber nicht nur den individualisierten Lebenskonzepten von heute entgegen. Lediglich die überstrapazierte, viel zu oft auf Gewinn getrimmte Kassen- und Krankenhausmedizin bezieht daraus bisweilen ihr Ansehen. Insofern ist es nicht ausschlaggebend, ob ein umtriebiger Professor an einem großen Universitätskrankenhaus medienwirksam mit der Naturheilkunde befasst ist oder ob sich ein eher unbekannter Praktiker in der Provinz darum kümmert. Allerdings ist meist nur die erstgenannte, streckenweise staatlich institutionalisierte Naturheilkunde der Ärzte in der Lage, für eine landesweite Öffentlichkeit zu sorgen, was sicher immer für alle Fachvertreter von Nutzen ist. Doch wie gesagt, die gern von den Medien beförderte und je nach gesellschaftlichem Allgemeinzustand periodisch auf- und abschwellende Popularität naturheilkundlicher Ansätze erklärt deren tieferliegende Bedeutsamkeit nicht.

Vom Augendiagnostiker und Heilpraktiker Sigolt Wenske (1929-2010), einem sehr anerkannten Naturheilkundigen und beliebten Augendiagnose-Lehrer ist mir dazu ein Ausspruch im Gedächtnis haften geblieben: *„Wenn ihr es am Ende eurer ganzen Ausbildung und späteren Tätigkeit geschafft habt, auch nur einem einzigen Menschen zu helfen, dann hat sich die ganze Arbeit schon gelohnt."* Diese Auffassung, die sich auf die langjährige Anstrengung, Naturheilkunde zu lernen und immer wieder neu aufzufrischen, bezog, gibt dem einzelnen Therapeuten die Richtung vor. Es kann nie um die Menge an Behandlungen gehen, sondern gefragt ist eine bestimmte Heilqualität für den einzelnen Menschen, dessen körperliche, geistige und manchmal seelische Verfassung aus dem Gleichgewicht geraten ist. Nachfolgend dafür ein erstaunliches Beispiel:

Symptomfrei in Sekunden

2025 feiert die sogenannte Neuraltherapie ihren 100. Geburtstag. Der Arzt Ferdinand Huneke entdeckte gemeinsam mit seinem Bruder Walter die heilende Wirkung eines Lokalanästhetikums.[3] Sie hatten es bei der Behandlung der Migräne ihrer Schwester versehentlich in deren Vene gespritzt. Nach nur einer Nachbehandlung verschwand die Migräne dauerhaft. In der Folge entwickelten sie daraus die Procain-Segmenttherapie zur Schmerzbehandlung. Einige Jahre später beobachteten sie noch ein Phänomen: Ferdinand Huneke unterspritzte bei einer Patientin eine alte Osteomyelitis-Narbe am linken Unterschenkel, worauf deren Schultergelenks-Arthritis rechts unmittelbar symptomfrei wurde. Ein nervenbedingter Reizzustand war aufgelöst worden.[4]

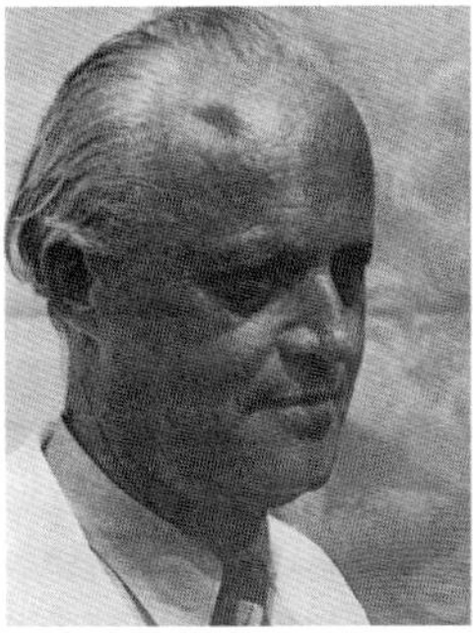
Abb. 2: Ferdinand Huneke (1891-1966)

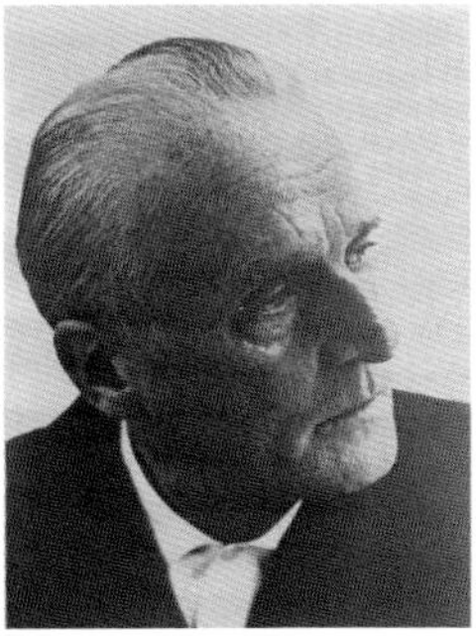
Abb. 3: Walter Huneke (1898-1974)

Segmentale und andere Verfahren zur Narbenentstörung sind heute als „kleine Neuraltherapie“ Teil der Naturheilkunde auch der Heilpraktiker. Noch im 19. Jahrhundert allerdings wären sie von den Vertretern dieser Richtung als „nicht naturgemäß“ abgelehnt worden wäre. Als Heilfaktoren galten damals ausschließlich Licht, Luft und Sonne sowie

3 Dosch, Peter: Lehrbuch der Neuraltherapie nach Huneke (Procain-Therapie), Heidelberg 1970, 3. Aufl., S. 6f.

4 Ders.: Einleitung. 50 Jahre Neuraltherapie nach Huneke. In: Neuraltherapie nach Huneke. Grundlagen, Erkrankungen des Bewegungsapparates, Geriatrie. Freudenstädter Vorträge 1975, Bd. 3, hrsg. v. Peter Dosch, München 1976, S. 9f.

Wasser und Ernährung. Heute nun hat sich eine neue Begrifflichkeit und Sichtweise auf Naturheilkunde herausgebildet, man spricht von „unkonventionellen“, auch „ganzheitlichen“ oder „alternativen Heilverfahren“.[5]

Der interessante Fall

An einem schönen Sommertag hatte sich Frau W., Jahrgang 1960, bei mir angemeldet. Ich sah sie bereits, wie sie unsicher aus ihrem Auto stieg und dann mit fragend-traurigem Blick durch den Vorgarten auf die Tür der Praxis zusteuerte. Sie wirkte irgendwie in ihrer Selbstsicherheit erschüttert. Ich begann die Untersuchung mit dem anamnestischen Gespräch, dabei erzählte sie mir ihre Leidensgeschichte:

Frau W. arbeitete als Angestellte in einem Autohaus. Erbaut auf der grünen Wiese war es ein Fertigteilbau ohne Klimaanlage. Ihr Zimmer war ein Durchgangszimmer, die Fenster standen immer offen, um wenigstens etwas Durchlüftung zu erreichen. Aber dadurch zog es permanent. Frau W. arbeitete nicht nur am Computer bzw. am Schreibtisch, sie war immer in Bewegung. Die Arbeit in Früh- oder Spätschicht und mit den Kunden machte ihr Spaß, war aber auch anstrengend.

Frau W. hatte sich scheiden lassen und dabei das erste Haus, das sie mit ihrem Mann gebaut hatte, aufgeben müssen. Sie hatte dabei viel zurückgelassen, doch ihre beiden Kinder hielten zu ihr, die jüngste Tochter wohnte noch zu Hause. Ihr neuer Lebensgefährte arbeitete im selben Autohaus. Mit ihm hatte sie noch einmal angefangen. Sie bauten ein neues Haus, beide liebten sich und die Verhältnisse waren gut.

Jedoch bald darauf und in der Zeit ihres Trennungsärgers erlitt Frau W. im linken Ohr einen Hörsturz. Sie wurde stationär aufgenommen und bekam Durchblutungsinfusionen. Seither war die Hörfähigkeit etwa zu fünfzig Prozent vermindert. Acht Jahre später traf sie ein neuer Hörsturz im gleichen Ohr. Eine Woche vorher hatte sie sich sterilisieren lassen. Wieder wurde sie im Krankenhaus behandelt, man riet ihr zu

5 Jütte, Robert: Geschichte der alternativen Medizin. Von der Volksmedizin zu den unkonventionellen Therapien von heute. München 1996, S. 29 u. 64f.

einer Innenohr-Operation, denn der Hörverlust hatte sich ausgeweitet und betrug nahezu 100 %. Der Operateur ging über dem Kieferwinkel und kurz vor der Ohrmuschel sowie vom Mund aus ins Innenohr. Die Operation verlief komplikationslos, blieb aber hinsichtlich des Hörens ohne Erfolg.

Nun litt Frau W. zusätzlich unter anfallsweisem Drehschwindel und einem Tinnitus. Von der Symptomqualität her empfand sie die Ohrgeräusche als Knacken, Klopfen, Pfeifen und Piepen, ähnlich einem frühen Fernsehtestbild. Sie konnte sich nicht mehr bücken aus Angst vor plötzlichem Schwindel und verrichtete selbst zu Hause nur noch leichte Arbeiten. Bei den mehrmals täglich auftretenden Attacken musste sie sich sofort hinlegen. Sie empfand Dauerstress und bekam eine zunehmende Verspannung im Hals-Nacken-Bereich. Ihre Lebensqualität war insgesamt stark eingeschränkt.

Frau W. galt inzwischen als austherapiert und chronisch hörgeschädigt. Auch neurologisch war kein Ansatzpunkt gefunden worden. Sie fand aber einen naturheilkundlich arbeitenden Arzt. Bis sie meine Sprechstunde im Mai 2003 aufsuchte, wurde ihr regelmäßig „auf Kasse" die Halswirbelsäule „gerenkt". Der Behandler verstand sich auch auf Mundakupunktur und spritzte ein Lokalanästhetikum durch die Mundhöhle an die Kieferwinkel. Danach fühlte sie sich im Schulter-Nacken-Bereich entspannter, Schwindel und Tinnitus jedoch blieben unbeeindruckt. Sie nahm jetzt regelmäßig ein starkes Beruhigungsmittel, Tabletten gegen die Übelkeit sowie ein Antihistaminikum, was ihre Beschwerden zeitweilig linderte. Zusätzlich litt sie noch an einer jahrelangen Verstopfung, die ärztlicherseits unberücksichtigt blieb.

Meinerseits erfolgte eine Augendiagnose, auf deren Resultate hier nicht eingegangen werden soll und eine ausführliche körperliche Untersuchung, bei der eine der äußeren Narben der Innenohr-Operation auffällig war. Frau W. beschrieb sie als zeitweise gerötet, auf Druck unangenehm und juckend. Nach einer Verträglichkeitstestung spritzte ich zwei Milliliter eines Lokalanästhetikums um die 1,5 cm lange Operationsnarbe am linken Ohr in die gesunde Haut. Noch während der Injektion breitete sich ein heißes Gefühl im Ohr aus und der Tinnitus erlosch unmittelbar. Schwindel war keiner mehr spürbar. Die Patientin blieb erschrocken einige Zeit liegen. Ich verordnete noch ein Mittel gegen nervöse Übererregbarkeit und Verkrampfung sowie zur Stoffwechselanregung und entließ die Frau nach Hause.

Die Patientin fühlte noch einige Tage ein inneres Aufgewühlt-Sein, wollte aber jetzt schnell noch längere Beschwerdefreiheit. Sie sagte alle Termine bei ihren Ärzten ab und kam erneut zu mir. Sie berichtete, dass sie sich am Tag nach der Behandlung seit Monaten endlich mal wieder toll gefühlt habe, ohne jegliche Beschwerden. Dieser Zustand hielt mehr als zwei Tage an, danach traten wieder leichte Ohrgeräusche auf. Diesmal entstörte ich alle sichtbaren Operationsnarben und ergänzte die Behandlung mit einer sanften Wirbelsäulen-Therapie, entwickelt vom Landwirt und Heilpraktiker Dieter Dorn (1938-2011). Beim letzten Termin waren die Ohrgeräusche sowie der Schwindel und was alles damit im Zusammenhang stand komplett verschwunden. Frau W. hatte durch die von mir verordneten Mittel auch wieder regelmäßigen Stuhlgang und unternahm endlich die längst geplante Reise mit ihrem Lebensgefährten nach Österreich. Seither benötigte sie meine Hilfe nicht mehr.

Das individuelle Heilpotenzial

Heilung ist eine sehr individuelle Angelegenheit. Sie hängt immer vom einzelnen Menschen, von dessen gesundheitlichen Anlagen, Erwartungen, Heilreaktionen und natürlich auch den Einstellungen zu seiner Gesundheit ab. Man kann sich auch im scheinbar fortschrittlichsten Medizinsystem der Welt sehr krank fühlen.

Diese Tatsache einer individuellen Gesundheit spricht allerdings nicht dagegen, verallgemeinernde Typisierungen oder sogar Standardisierungen auch innerhalb der Naturheilkunde vorzunehmen. Ohne solche Systematiken würden den Therapeuten sachliche Grundorientierungen in ihren Praxen und den naturheilkundlichen Institutionen Schulungsmodelle fehlen. Auch bloße fachliche Verallgemeinerungen oder gar wissenschaftliche Analysen wären schwierig zu leisten. Und so finden sich in der Naturheilkunde Kranke beispielsweise zugeordnet zu den

Empfindungs-, Ernährungs- oder Bewegungsnaturellen, angelehnt an die Körperbautypen nach Ernst Kretschmer (1888-1964), wodurch man allein schon Hinweise auf mögliche individuelle Schwachstellen und damit Krankheitsneigungen Einzelner erhält. Auch bei der Durchführung der Augendiagnose, einer Reflexzonenbetrachtung überwiegend anhand der Regenbogenhaut, wird nach Farben und Strukturen typisiert und rezeptiert. Und in der Homöopathie nach Samuel Hahnemann (1755-1843) wird die Mittelgabe ebenfalls an bestimmte, bei unterschiedlichen Personen wiederkehrende Konstitutionen gebunden. Konstitution meint dabei die ererbte und erworbene, körperliche, psychische und seelische Verfasstheit des Patienten.

Nun fasst auch die moderne, staatlich institutionalisierte Medizin bestimmte Krankheiten oder Schmerzzustände etwa als Oberbauchbeschwerden, rheumatische oder Hauterkrankungen usw. zusammen und folgt damit einer anatomisch, physiologisch oder pathologisch begründeten Systematik. Ihre Spezialisierung in einzelne Fachbereiche und Themengebiete hat zudem viele neue Erkenntnisse gebracht und somit ihre Berechtigung erwiesen. Jedoch auf die jeweiligen Patienten bezogen sind im Rahmen dieses Einteilungsprinzips maximal Geschlechtergruppen wie Frauen und Männer bzw. Altersgruppen im Sinne von Kinderheilkunde oder eben Geriatrie auszumachen. Auf der Veranlagung basierende, individualisierte Typen bzw. Konstitutionen sind nicht im Blickfeld.

Dies sieht in der Naturheilkunde für die praktische Arbeit ganz anders aus. Wenden wir uns einmal den Typenlehren zu und schauen auf den Ernährungstypen, den sogenannten Pykniker. Mit seinem gedrungenen Körper, zum Fettansatz neigend, sind häufig Gewichts- und stoffwechselbedingte Störungen der Gelenke, später Diabetes, Gicht usw. zu erwarten. Käme der Betroffene nun jedoch mit Migräne zum naturheilkundlichen Therapeuten, wäre eben dieser oft vererbte, träge Gesamtstoffwechsel unbedingt mit zu beachten. Vielleicht muss eine allgemeine Angespanntheit mit zeitweiser Verstopfung beseitigt und eine Ernährungsschulung durchgeführt werden, um dann auch bei der Migräne einen heilenden Impuls setzen zu können.

Anders der Astheniker, der schlanke überanstrengte, schnell ermüdbare Typ. Bei ihm wird man eher Vitamine und Mineralstoffe zugeben, den Kreislauf anregen und das Nervensystem beruhigen müssen. Solche Maßnahmen können dann wie gesagt womöglich auch andere Störungen, mit denen der Patient eigentlich gekommen war, beseitigen helfen, weil diese ebenfalls auf der Grundkonstitution fußen. Um das zu verstehen und anzuwenden wäre eine übermäßige Fächerspezialisierung eher kontraproduktiv. Stattdessen benötigt man einen naturheilkundlichen Diagnoseansatz für eine Gesamtschau der Konstitution, um gewissermaßen über dessen Netzwerkcharakter hilfreich sein zu können.

Mithin können zum Heilpraktiker alle kommen, egal ob Kind oder Greis, Frau oder Mann – und grundsätzlich auch mit beinahe allen Krankheitserscheinungen. Der verantwortungsvolle naturheilkundliche Therapeut, der Heilpraktiker, geprüft und zugelassen durch das Gesundheitsamt, wird sich immer an Gesetze und Regeln halten und erkennen, wo seine Grenzen sind. Mit seinem Einsatz jedoch greifen neben den Erkenntnissen und Verfahren der akademischen Medizin weitere, systematisch einsetzbare Anschauungs- und Behandlungsweisen, die schon von Generationen an Vorgängern erprobt und genutzt, jedoch aus dem modernen Medizinbetrieb herausgefallen sind. Nichtsdestotrotz ist ihre Wirksamkeit aus naturheilkundlicher Sicht bis heute anerkannt, denn sie fußt auf der immer wiederkehrenden Erfahrung.

Erprobte Heilregeln

Und so kennt diese Disziplin viele plausible Ansätze und bedenkenswerte Prinzipien. Schon Johann Wolfgang von Goethe (1749-1832) formulierte 1827 im Gedankengedicht „Epirrhema" resümierend: *„Müsset im Naturbetrachten immer eins wie alles achten; Nichts ist drinnen, nichts ist draußen: Denn was innen das ist außen."*[6] Hier formulierte Goethe die einsichtige Regel, dass alles mit allem in Verbindung steht; was im Großen der Welt- und Naturbetrachtung gefunden werden kann, ist auch im Kleinen,

6 Und weiter: *„So ergreifet ohne Säumnis Heilig öffentlich Geheimnis. Freuet euch des wahren Scheins, Euch des ernsten Spieles: Kein Lebendiges ist ein Eins, Immer ist's ein Vieles."* Aus: Goethes Werke. Hamburger Ausgabe in 14 Bänden, Bd. 1: Gedichte und Epen I, München 1982 (13. Aufl.), S. 358.

lokalen oder sogar im körperlichen bis hin zum Zellzusammenhang vorhanden. Später kreierte der im sächsischen Oschatz geborene und in Philadelphia/USA verstorbene, deutsch-amerikanische Arzt Constantin Hering (1800-1880) – berühmt geworden als Vater der amerikanischen Homöopathie – seine bis heute naturheilkundlich akzeptieren Heilungsregeln. Danach bessern sich körperliche Krankheiten „von oben nach unten“, „von innen nach außen“ und „von den lebenswichtigeren zu den weniger lebenswichtigen Organen“.

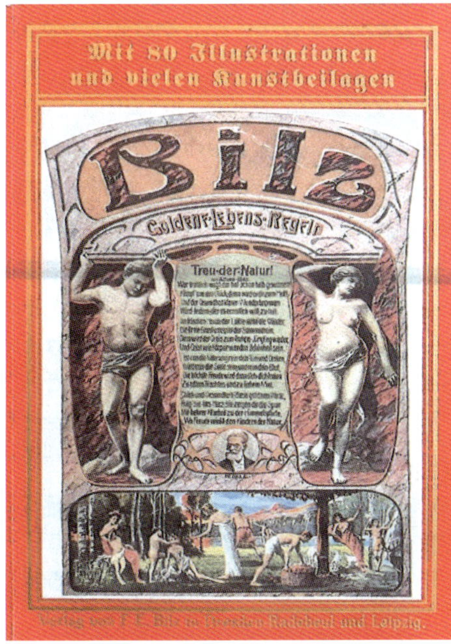

Abb. 4: Bilz: Goldene Lebens-Regeln, Titelbild, Reprint v. 1996 [7] (Archiv Autor)

Das konterkariert natürlich die gesamte Art und Weise heutigen Medizinverständnisses, hinterfragt die auf Spezialgebiete und Symptome bezogene Sichtweise. Jedoch selbst ein medizinischer Laie kann die naturheilkundliche Argumentation beispielsweise mit Blick auf manche Kinderkrankheiten sehr gut nachvollziehen: Wenn sich nämlich im Krankheitsverlauf nach Phasen mit Fieber, Schmerzen und Ängsten ein Ausschlag auf der Haut zeigt, ist die Heilung in greifbare Nähe gerückt.

Und schließlich noch eine Heilregel von mir, durchaus mit Augenzwinkern: Je länger man seine Patienten behandelt, desto besser wird deren körperliche Abwehrleistung. Am Schluss ist die Abwehr so vollständig wieder vorhanden, dass sogar der Therapeut „abgewehrt“ wird. Dann also ist der Patient gesund und braucht keine Behandlung mehr.

7 Bilz, Alfred: Goldene Lebens-Regeln, Dresden-Radebeul u. Leipzig 1907.

Der naturheilkundliche Ansatz

Naturheilkunde vermag mit ihren Diagnosen und Therapien das individuelle Heilpotenzial jedes Körpers zu erschließen. Sie kann eigenständige Reparatur- und Regenerationsprozesse aktivieren. Wo dies noch umfassend möglich ist, führt es zur Beschwerdefreiheit und zur Wiederherstellung der gewohnten Funktionsfähigkeit des Organismus, also zur Gesundheit, ohne dass weitere symptomatische „Alarmsignale“ nötig wären. Es geht der Naturheilkunde also nicht primär um die uns umgebende „Natur“, wenngleich deren Heilkräfte dort, wo sie noch überwiegend unverfälscht wirken, weiterhin sehr willkommen sind. Sondern es geht um die „Natur“, Struktur bzw. Konstitution jedes einzelnen Menschen. Es geht um seine – im Laufe des Lebens sicherlich noch durch äußere Faktoren beeinflussbaren, jedoch – mit der Geburt zunächst festgeschriebenen körperlichen, geistigen und seelischen Anlagen, die in gewisser Weise unabhängig von Alter und Geschlecht und sogar von einer späteren Sozialisierung sind. Die erkennen und mobilisieren zu können ist mehr, als jedem Patienten persönlich die Hand zu schütteln und einige freundliche Worte zu wechseln, wie mancher Therapeut das „individuelle Herangehen“ versteht, denn das dürfte ohnehin selbstverständlich sein. Damit ist die Naturheilkunde mit ihren traditionellen Grundlagen in der Gegenwart erfolgreich angekommen.

Die naturheilkundliche Sichtweise hat ungewohnte therapeutische Konsequenzen, zu erkennen beispielsweise an der Art der Arzneimittelgabe: Kämen beispielsweise drei Erkrankte mit den gleichen Erkältungssymptomen in die naturheilkundliche Praxis, könnte es sein, dass jeder – neben ähnlichen allgemein-lindernden Anwendungen – ganz verschiedene (pflanzliche, homöopathische, mineralische usw.) Arzneimittel erhält. Abhängig gemacht werden diese nicht nur von den aktuellen Symptomen der Erkrankung, sondern insbesondere vom jeweiligen Typus bzw. von der sogenannten Konstitution, der Veranlagung des Betroffenen. Denn wenn der menschliche Körper bei seinen ererbten bzw. später vielleicht modifizierten Grundschwächen, die ihn begleiten, Unterstützung erfährt, erlangt er freie Heilkapazitäten. Auf deren

Basis bedarf es manchmal „nur" eines therapeutischen Fingerzeigs, um Genesungsprozesse anzuschieben. Hat das jeweilige „Nervenkostüm" dann seine Reaktionsbereitschaft signalisiert, ist mit (manchmal) vollständiger Heilung zu rechnen. Das nun ist ein ganz anderer Weg als der, den man mit dem heute so gebräuchlichen Facharztbesuch einschlagen kann. Und nicht selten lässt sich so die jahrelange und nebenwirkungsreiche Einnahme chemischer Pharmazeutika bzw. eine allzu schnelle Operation zunächst verhindern, auf einen späteren Zeitpunkt verschieben oder ganz vermeiden.

Ein praktisches Beispiel

Betrachten wir wieder ein praktisches Beispiel, wie man in der naturheilkundlichen Sprechstunde – und das wirklich nicht selten – allein durch eine gute Anamnese die Pillenflut samt drohender Operation bremsen kann: Der Patient kommt in die Praxis, er verspürt seit einiger Zeit Schmerzen in beiden Schultern und im Bereich der Lendenwirbelsäule. Er bekommt dagegen seit ein paar Wochen regelmäßig ein opioidhaltiges Schmerzpflaster, das seine Symptomatik etwas gebessert hat. Nun allerdings hat seine Sehkraft plötzlich stark nachgelassen, nach zwanzig Minuten Arbeit am Computer beginnen die Buchstaben zu verschwimmen. Er ist ein 87-jähriger Professor im Ruhestand, schreibt noch Bücher und will unbedingt ihm wichtige Projekte verwirklichen. Durch einen früheren häuslichen Unfall hat er nur noch ein funktionsfähiges Auge. Inzwischen sind seine Rückenschmerzen in den Hintergrund gerückt, aber was ist mit der Sehkraft?

Naheliegend erscheint, sich einen Termin bei seiner ihn betreuenden Augenärztin zu besorgen. Aber er ist noch im Ferienhaus an der Ostsee und geht zunächst dort zum Augenarzt. Der Doktor untersucht das funktionstüchtige Auge, diagnostiziert Grauen Star und konstatiert – sicher auch unter Berücksichtigung des höheren Alters seines Patienten – nur noch 45 % Sehkraft. Er empfiehlt eine Operation zum Linsenaustausch. Der Patient ist überrascht, denn bis vor Kurzem hatte er nicht den Eindruck, schlechter zu sehen, aber man wird ja doch älter...

Opioide, wie sie in Schmerzpflastern enthalten sein können, rufen neben mannigfaltigen Krankheitssymptomen auch verschiedenste Arten von Sehstörungen hervor. Es kann zu verminderter Sehschärfe, Gesichtsfeldeinschränkungen, Augenflimmern, Doppelbildern, zu neurologischen Störungen oder Schlimmerem kommen, wie der Beipackzettel bekannt gibt. Das muss also unbedingt berücksichtigt werden, um Fehleinschätzungen durch Informationsverluste zu vermeiden. Die naturheilkundliche Anamnese schließt immer auch die Frage ein, ob Symptome vielleicht den Nebenwirkungen bestimmter Medikamente geschuldet sein können.

Nachdem die Medikamentensituation geklärt war, wurden verschiedene naturheilkundliche Behandlungen eingeleitet, um die Schmerzsymptomatik in den Griff zu bekommen. In Absprache mit der Hausärztin gelang die Reduktion der Schmerzpflaster, sie konnten allmählich abgesetzt werden. Die behandelnde Augenärztin wurde nach der Rückkehr des Patienten in seinen Wohnort jetzt zusätzlich eingeschaltet. Sie riet dem Patienten angesichts seines nicht funktionstüchtigen zweiten Auges weiterhin von einer Operation ab und stellte zudem eine Sehfähigkeit von wieder weit über 50 % fest. Der Professor konnte weiterarbeiten und benötigte keine Augenoperation.

Sicher wird eine Feststellung von Symptomen im Rang von Nebenwirkungen nicht bedeuten können, die betreffenden Medikamente sogleich abzusetzen, was ohnehin nicht in der Hand des naturheilkundlichen Behandlers liegt. Er wird den Patienten aufklären, beraten und empfehlen, mit seinem Arzt zu sprechen, wie weiter verfahren werden kann. Anzuraten ist jedoch immer, eine Medikation zu überprüfen und auf das unbedingt nötige Maß zu beschränken. Was im Einzelfall angezeigt sein kann, weil es schmerzstillend oder lebensrettend ist, wird die „Lebenskraft“ auf Dauer aber eher schwächen und Heilungsprozesse hemmen.

An dieser Stelle soll die sogenannte Arndt-Schulz'sche Regel ins Spiel gebracht werden. Sie wird im Rahmen naturheilkundlicher Denkweise immer wieder gern gelehrt und lautet: „Schwache Reize fachen die Lebenstätigkeit an, mittelstarke fördern sie, starke hemmen und stärkste

Reize heben sie ganz auf." Das kann ich nach langen Jahren so nicht bestätigen. Viele Menschen sind heute jahrzehntelang und vielfältig erkrankt und durch Medikamente in ihrer Reaktion erstarrt, so dass eine Neuregulierung nicht ganz einfach in Gang zu setzen ist. Es bedarf nicht selten einer kräftigen und kräftigenden naturheilkundlichen Behandlung. Und das vermag aus meiner Sicht am besten eine kombinierte Reizbehandlung, zusammengestellt je nach Behandler aus unterschiedlichen naturheilkundlichen Verfahren. Auf solche hervorragenden Therapien komme ich im zweiten Teil des Buches noch ausführlich zurück. Doch vor jeder Behandlung kommt zunächst auch in der Naturheilkunde die Diagnose.

Alternative Diagnose

Es gibt ebenso wie es viele Behandlungsmöglichkeiten gibt, viele alternative Diagnoseverfahren. Ein Überblick für Betroffene ist schwierig. Am besten ist es nach meiner Erfahrung, sich einen Behandler mit Vollzeitpraxis auszusuchen, der sich im Laufe seiner Ausbildung und Tätigkeit eine eigene Diagnosesystematik erarbeitet hat und dabei verschiedene Ansätze kombiniert.

Einige Diagnosesysteme lassen sich schnell und praktisch anwenden, allein schon, wenn der Patient aufgenommen wird oder seine Beschwerden ausführlich darlegt. Dazu gehört beispielsweise die Antlitzdiagnose, die schnelle Suche nach Zeichen im Gesicht, worauf auch meine – weiter unten ausführlich erläuterte – Entdeckung der Nasenbuckel fußt. Oder man beherrscht die Zungendiagnostik, auch die Gangdiagnostik nach F. X. Mayr ist leicht erlernbar. Andere Verfahren erfordern mehr Zeit und Übung, sind aber von großer Aussagekraft. Hilfreich kann beispielsweise die Dunkelfelddiagnose nach Günther Enderlein (1872-1968) sein, ein Mikroskopie-Verfahren, bei dem Zellen aber auch andere Bestandteile des Blutes in Struktur und Beweglichkeit sichtbar gemacht werden. Für wertvoll erachte ich auch die Colon-Hydro-Therapie, eine Art der „Darmspülung" mit Bauchmassage, besonders beim Fasten angebracht. Erfahrene Therapeuten nutzen sie sogar diagnostisch für Rückschlüsse auf den Zustand der Darmflora (Mikrobiom) bzw. des Darm-Schleimhaut- und damit auch Immunsystems.

Am Beginn meiner Tätigkeit als Heilpraktiker habe ich mit Elektroakupunkturmessungen nach Voll (EAV) gearbeitet. Der Arzt Reinhard Voll (1909-1989) entwickelte in den 1950er-Jahren zusammen mit einem Ingenieur ein entsprechendes Gerät, mit dem man an den Fingerenden den Energiezustand verschiedener innerer Organe punktuell über den Hautwiderstand bestimmen kann. Als Praktikant beim Heilpraktiker Wilhelm Quast (1937-2005), in dessen Praxis nahe dem Berliner Kurfürstendamm ich meine einjährige Assistenzzeit verbrachte, hatte ich dazu einiges gelernt. Doch Wilhelm Quast, der breit ausgebildet und immer aktuell informiert war, praktizierte auch die naturheilkundliche

Augendiagnose. Ich interessierte mich dafür ebenfalls, und allmählich traten die auf technischen Geräten basierenden Messverfahren zur Diagnosestellung in den Hintergrund.

Augendiagnose kann man bei laufendem Praxisbetrieb nur schwer erlernen bzw. den Praktikanten beibringen. Ich durfte bei Wilhelm Quast zwar schon mal am Patienten durchs Mikroskop schauen, verstand aber wenig und konnte in diesen Situationen auch kaum etwas erklärt bekommen. Und so belegte ich nebenher Seminare an einer großen, deutschlandweit agierenden Heilpraktiker-Schule, wo ich mich hatte ausbilden lassen. Ihr Lehrinstitut war auch in Berlin diesbezüglich gut ausgestattet. Das maßgebliche Rüstzeug bekam ich dann Mitte der neunziger Jahre des letzten Jahrhunderts als Schüler beim „Uslarer Kreis", einem der damals profiliertesten Fördervereine für Naturheilkunde. Mit bis zu einhundert Kolleginnen und Kollegen saßen wir wochenweise im niedersächsischen Fachwerkstädtchen Uslar im südlichen Weserbergland im Dunkeln. Wir schauten uns immer wieder hunderte Augen und deren Regenbogenhäute über einen Diaprojektor an und lernten über die begleitenden Vorträge älterer Praktiker, sie zu interpretieren.

Reflexzone Regenbogenhaut

Die Augendiagnose[8] ist ein großartiges Diagnoseverfahren, dessen Verwendung ich Kollegen und Patienten gleichermaßen empfehlen kann. Sie ist umschwebt vom Nimbus einer Wundermethode, wohl auch, weil sie – gekonnt angewandt – deutlich tiefergehend und umfassender ist als

8 Heute wird von Referenten des „Felke-Instituts" – einer hervorragenden privaten Ausbildungs- und Forschungsinstitution – der Name „Iridologie" bevorzugt (Claus Jahn: Interview mit der Deutschen Heilpraktiker Zeitschrift: 4 Fragen zur Iridologie. In: Ebd., 18[2023]4, S. 10). Es wird darauf verwiesen, dass eine wirkliche „medizinische Diagnose" nach aktuell anerkannter Lesart kaum „Augendiagnose" heißen könne. Wenn man aber akzeptiert, dass die gesamte Naturheilkunde in wesentliche Teilen nach eigenen Regeln funktioniert (vgl. mein Eingangszitat zum Kapitel „Heilpraktiker-Medizin") und man auf ihrer Basis Therapieentscheidungen treffen kann, die zu Heilimpulsen führen, dann wird es bei dem plausibleren Begriff „Augendiagnose" bleiben können. Damit lassen sich so grundsätzliche Hinweise auf Krankheitsursachen finden, dass man dies sehr wohl als Diagnostik im Sinne von „Erkenntnissen zu und Beurteilung einer Krankheit durch den Therapeuten" (griechischer Ursprung von Diagnose) bezeichnen kann.

andere naturheilkundliche Befunderhebungen. Ein seriöser „Blick in die Augen" ist eine „Königsdisziplin" der Naturheilkunde und muss sehr verantwortungsvoll ausgeführt werden. Schon der Volksmund hat davor gebührenden Respekt, kaschiert ihn aber humorvoll: *„Der Augen Bläue bedeutet Treue; ein graues Auge – ein schlaues Auge; von schelmischen Launen zeugen die braunen; aber der schwarzen Augen Gefunkel ist – wie Gottes Wege – dunkel."* Zugeschrieben wird dieser Aphorismus dem Philologen, Schriftsteller, Theatermann und Weltreisenden Friedrich von Bodenstedt (1819-1892).

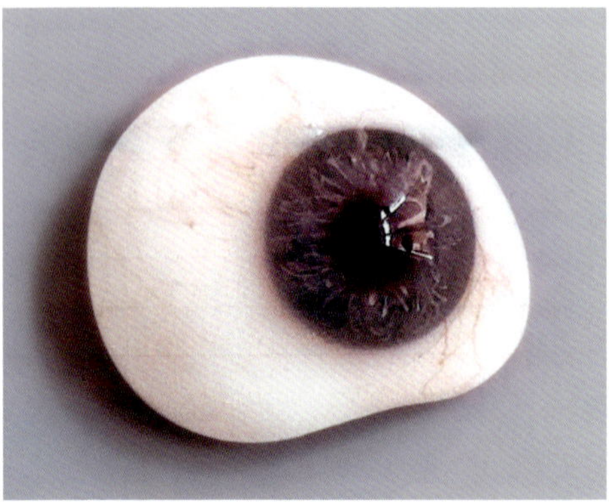

Abb. 5: Augenprothese aus Glas, Lauscha, 1970er-Jahre (Sammlung Autor)

1835 entwickelte der Glasmacher Ludwig Müller-Uri (1811-1888) das erste deutsche Glasauge. Ab 1868 aus Kryolithglas hergestellt sind die im thüringischen Lauscha gefertigten Augenprothesen heute weltweit marktführend.

Hat man verstanden und akzeptiert, dass Augendiagnose auf der Reflexzonensystematik basiert, erscheint die Nutzung der Iris, also der Regenborgenhaut als eine Art angeborene und daher im Wesentlichen vorgeprägte „Landkarte" des Körpers mit lebenslanger Gültigkeit nicht abwegig.[9] Sogenannte Topografien, die man therapeutisch verwerten kann, kennt man auch von Hautarealen wie den „Headschen Zonen" am Rücken, benannt nach dem englischen Neurologen Sir Henry Head (1861-1940). Es gibt sie an den Füßen und besonders auf deren Sohlen, behandelbar durch Fußreflexzonentherapie, am Ohr und am Schädel mit

9 Gleditsch, Jochen M.: Reflexzonen und Somatotopien als Schlüssel zu einer Gesamtschau des Menschen, Schondorf 1994 (4. Aufl.), S. 192. Gleditsch holte das Thema Anfang der neunziger Jahre aus seinem Schattendasein heraus. Bei seiner vergleichenden Phänomenbetrachtung ließ er die Iris als Reflexzone allerdings aus und legte den Schwerpunkt auf die Akupunktur.

ihren speziellen Akupunkturpunkten, auf der inneren Nasenschleimhaut bzw. der äußeren Nase oder anderswo.

Anatomisch gesehen ist das Auge eine Ausstülpung des Nervensystems. Die Iris selber baut sich im Detail aus verschiedenen Zellschichten, bestehend aus Bindegewebe und Gefäßen auf und widerspiegelt die drei Keimblätter der embryonalen Entwicklung, der Entstehung einer individuell einmaligen, unverwechselbaren Struktur. Naturheilkundigen geht es bei der Augendiagnose nicht um das Erkennen von Erkrankungen des Sehorgans wie dem Augenarzt. Als naturheilkundlicher „Nebenbefund" festgestellte Erkrankungen wie etwa Grauer oder Grüner Star würde man ohnehin nur mit Mitteln, die den Körper insgesamt in den Blick nehmen, zu beeinflussen versuchen, sich also den tiefergehenden Ursachen zuwenden.

Schon die Chaldäer, ein antikes Volk im südlichen Babylonien (heute Irak), lasen um ca. 1.000 vor unserer Zeit vermutlich schon Krankheiten aus den Augen ab, wie aufgefundene Steinplatten bezeugen können, auf denen Iritiden in rätselhaften Runen abgebildet sind.[10] Die Augendiagnose in ihrer heutigen Form verdanken wir dem Budapester Arzt Ignaz von Péczely (1826-1911). Er stellte seine Methode schon im Juli 1880 in einer deutschsprachigen Broschüre der Öffentlichkeit vor und entwarf auch erste Iris-Topografien. Ebenfalls in dieser Zeit, nämlich 1893 erschien das sehr beachtete Buch „Om Oegondiagnosen" des schwedischen Pastors Nils Liljequist (1851-1936), der mit Péczely im Kontakt war.[11] Auch der Nobelpreisträger Robert Koch (1843-1910) fand in der Pupille mancher Patienten einen weißen Faden, den er als Rest der embryonalen Pupillenmembran identifizierte. Er ging als „Kochscher Faden" in die Literatur ein und verweist bis heute auf familiär abgelaufene Tuberkulosen, ohne dass der aktuelle Träger selber je daran erkrankt gewesen wäre.

---

10 Ihre astrologischen und mathematischen Kenntnisse wurden später zur Grundlage der griechischen und römischen Astronomie.

11 Péczely, Ignaz von: Entdeckungen auf dem Gebiet der Naturheilkunde. Anleitung zum Studium der Diagnose aus dem Auge. In: Lindemann, Günther: Augendiagnostik (Befunderhebung aus dem Auge). Lehrbuch, München 1988, 2. überarb. Aufl., S. 15ff. Vgl. dort auch zu Liljequist bzw. den gesamten „Abriss der historischen Grundlagen der heutigen Augendiagnostik" mit Fotos der bedeutendsten Praktiker.

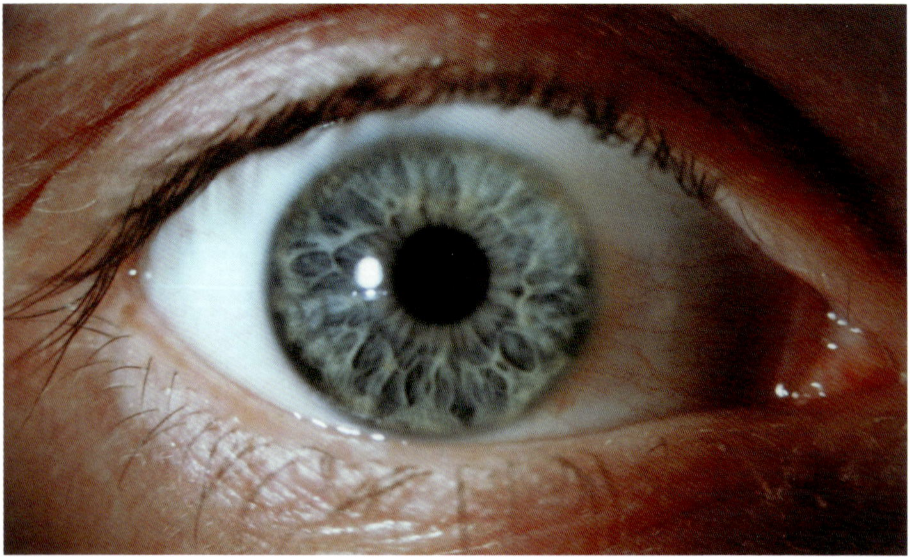

Abb. 6: Rechtes Auge Autor (Foto Autor)

Und hier genau setzt die Augendiagnose – deren Ursprünge wie angedeutet zweifellos sehr viel älter sind – gewissermaßen an: Das ganze Auge, auch Hornhaut und Pupille, insbesondere aber die gut strukturierte Iris können Unterschiede in Form und Farbe sowie Bindegewebsstrukturierungen aufweisen, die man (wie Robert Koch) in Bezug auf eine familiäre Veranlagung ihres Trägers interpretieren kann. Und so hat der empfindsame, weniger sprunghafte und daher „verlässlich-treue" Blauäugige eher Immunschwächen, d. h., er „nimmt Erkältungen oft mit", benötigt dann meist Nierenunterstützung und ein gut funktionierendes Lymphsystem. Der Grauäugige wiederum steht für vielfältige, aber gut beherrschbare körperliche Schwachstellen von Anbeginn, mit denen die Betroffenen ganz gut leben können in der Art, dass sie vorsichtig und maßvoll bleiben und damit oft ein gutes Alter erreichen. Die braune oder beinahe schwarze Augenfarbe steht eher für den impulsiven Typus, für eine gewisse Angespanntheit („schelmische Launen"), die immer mal in Jähzorn umschlagen kann. Nach meinen Erfahrungen sind solche Menschen recht belastbar und weniger krankheitsempfindlich, neigen aber auch zur Überforderung durch strapaziöse Berufspositionen. Solche Menschen brauchen deutlich mehr entkrampfende und blutreinigende Verfahren. Je hellbrauner das Auge dann ist, desto notwendiger wird auch eine Darm- und Leberunterstützung.

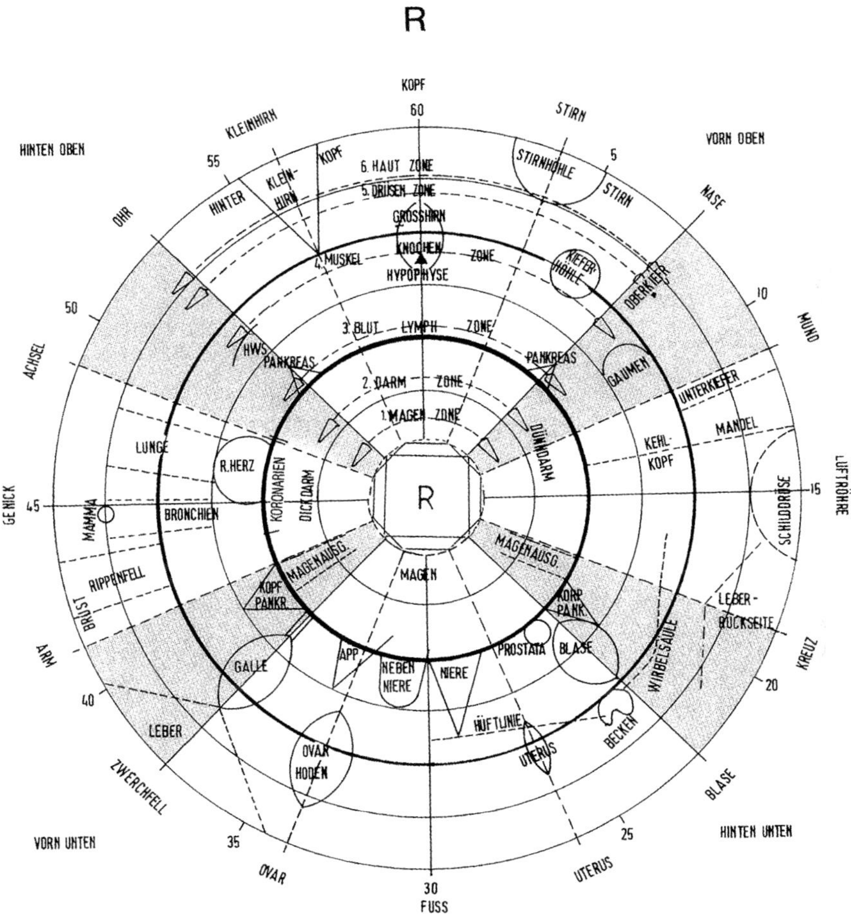

Abb. 7: Iristopografie rechtes Auge, Uslarer Kreis[12]

12 Rehwinkel, Jürgen; Wenske Sigolt: Augendiagnose. Iris-Konstitutionen, -Strukturen, -Pigmente, Amorbach 2005 (7. Aufl.), Iris-Topographie des Uslarer Kreises, S. 34. Mit freundlicher Genehmigung des Instituts für Augendiagnose, ehemals Uslarer Kreis zur Förderung der Augendiagnose e.V.

Aber das alles ist nur Theorie, denn in der Praxis sind wir Menschen wesentlich vielfältiger angelegt, als dass man ständig auf „reine“ Grundkonstitutionen treffen würde. Jedes Individuum ist eine Mischung aus verschiedenen Anlagen – und gerade hier zeigt sich die Kunst einer praktisch-therapeutisch angewandten Augendiagnose, die bestimmenden Grundzüge (Konstitution) herauszufiltern, um danach behandeln zu können.

Augendiagnose plausibel gemacht

Nicht ganz einsichtig ist den Patienten immer, was ihre ererbten Grundschwächen mit den akuten Gesundheitsstörungen zu tun haben sollen, mit denen sie zum Heilpraktiker gekommen sind. Wie nun die Sache erklären, wie klarmachen, dass der Blick in die Augen kein Hokuspokus ist? Hier benutze ich eine humorvolle, aber doch recht einleuchtende Argumentation, die ungefähr so klingt: *„Augendiagnose ist keine klinische oder eben Arzt-Diagnose, die bringen Sie ja schon mit. Ich finde jetzt ‚im Auge‘ keine akuten Krankheiten bei Ihnen und wenn Sie wieder gehen, sind Sie genau so gesund wie vorher. Aber ich finde Hinweise auf Ihre ererbten Anlagen. Jeder Mensch hat solche ‚guten‘ oder ‚weniger guten‘ Anlagen aus dem Erbe von Mutter und Vater und dann hat noch der ‚liebe Gott‘ eine Suppenkelle ‚Kostbarkeiten‘ dazu gegeben. Herausgekommen ist ein neuer Mensch, nämlich Sie. Und auch Sie wie alle anderen haben nie in allen Belangen eine zu 100 % perfekte Körperfunktion. Deshalb ist es sinnvoll, seine eigenen Schwachstellen zu kennen, um vielleicht in Zukunft etwas gesünder danach zu leben. Dann können auch Sie ohne Weiteres so alt wie Johannes Heesters werden, also immerhin 108 oder noch älter wie die vielen mehr als Hunderjährigen auf Sardinien, auf der japanischen Insel Okinawa oder auf der griechischen Insel Ikaria.“* Insofern hilft die Augendiagnose, sich besser kennenzulernen und zu wissen, was zu tun und zu lassen ist. Es ist ja wenig sinnvoll, mit Fastfood, Schokolade und Süßgetränken immer dicker zu werden, wenn man weiß, dass Opa Diabetes hatte.

Sage ich also nach der Augenschau beispielsweise: *„Ihre Leber sollte unterstützt werden“*, heißt das nicht, dass der Facharzt im Blutlabor eine tatsächliche Lebererkrankung finden würde. Vielleicht findet er aus seiner Sicht überhaupt keinen Hinweis und vermutet „Esoterik". Jedoch ohne sich allein durch Augendiagnose auf den genauen Charakter der erkannten Funktionsstörung festlegen zu können, sieht der Behandler, dass die Arbeit des Organs nicht ganz ausreichend ist. Die Leber hätte dann – das ist jetzt konstruiert – eben nicht 100 % ihrer Funktion, sondern vielleicht nur 97 %.

Die Patienten – und auch der Facharzt – bemerken das nicht, ihr Körper aber schon. Zwar ist die Leber freundlich und tut ihr Bestes, zudem toleriert unser wohlmeinender Körper mangels Änderungsmöglichkeiten diese Schwäche. Jedoch er macht verschiedene Ausweichreaktionen. So etwa lässt er die Leber selber mehr Fette speichern, die er nicht ausgeschieden bekommt, legt Fettdeponien an (Lipome) oder verschiebt eigentlich ausscheidungspflichtige Substanzen an die Peripherie des Körpers. Gespeichert in den Gelenken und im Bindegewebe können Arthrosen und andere rheumatische Erscheinungen auftreten. Kommen noch ein schlechtes Essverhalten und eine „falsche" Verstoffwechselung im Magen-Darm-Bereich hinzu, ist die Leber trotz scheinbar „normaler" Funktion (laut Facharzt) mehr und mehr überfordert. Es entstehen Krankheiten.

Augendiagnose also erbringt Hinweise auf Schwachorgane. Wenn man nun solche Schwachorgane mit vielleicht homöopathischen, pflanzlichen, mineralischen u. dgl. Medikamenten pflegt und mit Reiztherapien in ihrer Funktion anregt, die Organe also unterstützt, können sie sich wieder regenerieren. Der Körper wird das registrieren und muss sich um dieses Problem nicht mehr so dauerhaft kümmern. Er bekommt also freie Kapazitäten. Dem Patienten sage ich: *„Wenn ich Ihnen bei der täglichen, beruflichen Routine helfe, etwas Arbeit abnehme, können Sie inzwischen einen Espresso trinken gehen bzw. irgendetwas Anderes, Wichtiges erledigen; Sie kriegen freie Kapazitäten. Genau so macht es unser Körper: er registriert die Erleichterung sofort, Heilimpulse werden frei. Und zeige ich ihm nun die von den Störungen, mit denen Sie gekommen sind betroffenen Regionen durch Reiztherapien, kann er diese freien Kapazitäten nutzen und Heilung in Gang setzen. – Das ist Augendiagnose."*

Die Kunst der zurückhaltenden Beurteilung und Individualisierung

Nun gibt es bei solcherart naturheilkundlicher Individualdiagnose keine unverrückbar zementierte, leicht reproduzierbare Eindeutigkeit und damit auch nicht das in der Medizin so beliebte, aber oft eingleisig verstandene Prinzip von Ursache und Wirkung. Der Körper hat eher Netzwerkcharakter, Ursachen können verschiedenartig sein, Wirkungen sich mehrgleisig entfalten. Auch muss der Patient überhaupt keine akuten Beschwerden haben (siehe meine obige Argumentation), wie sie anhand einer falsch verstandenen Augendiagnose-Erwartung denkbar wären. Das vorangehende Patientengespräch, die Anamnese ist da hilfreicher. Zudem ermöglicht es eine angemessene Lebensweise zu jeder Zeit, etwaige Dysbalancen auszugleichen und Krankheitsneigungen „in Schach" zu halten, damit sie nicht manifest werden. Dafür gibt es natürlich keine Garantie und schon gar keinen Beweis, denn der biologische Körper ist ein individuelles Wunderwerk und das bedeutet auch, dass er sich manchmal unseren Einordnungsversuchen entzieht. Den auf Erfahrung basierenden Rat aber, was genau wie für die Wiederherstellung und Erhaltung der Gesundheit getan werden kann, gibt anstandslos das „Rezept aus dem Auge", das je nach Behandler und seinen Erkenntnissen auch etwas unterschiedlich ausfallen kann.

Ein noch heute oft genannter und zu seiner Zeit berühmter Augendiagnostiker war der evangelische Geistliche Emanuel Felke (1856-1926), auch Lehmpastor genannt. Ganz in der volkstümlichen Tradition von Sebastian Kneipp (1821-1897) war er ein Pionier der frühen Naturheilkunde. Er schuf u. a. bereits Barfußpfade, verordnete Wannen-, Licht-, Luft- oder Lehmbäder, begründete entsprechend ausgestattete Kuranlagen und verordnete homöopathische Komplexarzneimittel (noch immer gepflegt und weiterentwickelt von einem Familienunternehmen). Eine regelrechte „Felke-Bewegung" geht auf ihn zurück, Gymnasien, Vereine und Institute sind nach ihm benannt. Bad Sobernheim, wo er nach 1915 noch einmal einen großen Kurbetrieb aufzubauen versuchte, verlieh ihm die Ehrenbürgerwürde.[13]

---

13 https://de.wikipedia.org/wiki/Emanuel_Felke (Aufruf 30.10.2023).

Bezüglich der Augendiagnose sind Felkes Standhaftigkeit und seine Kompetenz nicht genug zu würdigen. Gegen ihn liefen insgesamt 16 (!) Prozesse wegen Körperverletzung oder sogar fahrlässiger Tötung, in denen er jedes Mal freigesprochen wurde. Am bekanntesten ist der Krefelder Prozess von 1909. Dort versuchten Kritiker der Naturheilkunde vehement unter Verdrehung der Umstände, Felke mundtot zu machen. Insbesondere die Annahme, man könne aus dem Auge eine exakte klinische Diagnose ablesen, widerlegte Felke geradezu vorbildlich und hob die Bedeutung des Gesprächs und verschiedener Untersuchungsmethoden hervor, um Beschwerden und Symptome klarer erkennen und eingrenzen zu können. Felkes augendiagnostische „Hinweise" vor Gericht aber, das ihm reihenweise Patienten mit schwierigen Symptomen und Krankheiten vorsetzte, erwiesen sich als „völlig zutreffende Beobachtungen" – freilich im Rahmen der Regeln der Naturheilkunde.[14]

Augendiagnose ist und bleibt eine herausragende Hinweisdiagnose neben manchen der oben genannten körperlichen u. a. Untersuchungsverfahren wie der Anamnese oder der Erhebung von Laborwerten (Urin, Blut). Sie ist keine klinische, sondern eher eine ursächliche Diagnose, jedoch damit auch keine geheimnisvolle „Ausdeutung" im Sinne eines mystisch verstandenen, „tiefen Blicks in

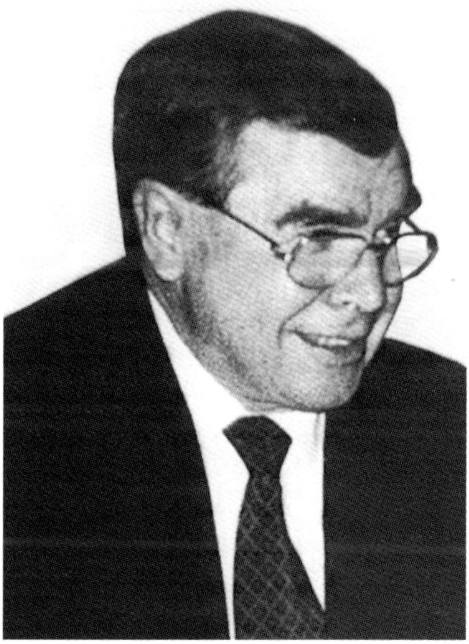

Abb. 8: Sigolt Wenske (1929-2010) Berühmter Augendiagnose-Referent der 1990er-Jahre[15]

14 Müller, Andreas: Vorwort zur 4. durchgesehenen Auflage. In: Ders.: Die Augendiagnose bearbeitet nach Pastor Felke's Grundsätzen, Crefeld 1907, S. VIff.

15 Wenske, Sigolt: Uslarer Nachlese. Sonderausgabe: Zusammenfassung von 12 augendiagnostischen Artikeln, Amorbach 1995, o. S. und mit freundlicher Genehmigung des Instituts für Augendiagnose, ehemals Uslarer Kreis zur Förderung der Augendiagnose e.V.

die Augen". Sie stützt sich auf reale Iris- (Augen-) Strukturen und eine erfahrungsbasierte Interpretation. Die Augendiagnose wurde über viele Generationen hinweg tradiert und bestätigt. Wer sie beherrscht, kann erstaunliche Informationen bekommen. Wer sie aus welcher Motivation heraus auch immer ablehnt, zeigt oft Vorurteile, mangelnde Sachkenntnis oder fehlende Einfühlungsgabe. Die deutsche und europäische Naturheilkunde haben allen Anlass, auf solche Verfahren stolz zu sein. Sie werden einmal ebenso berühmt und anerkannt sein wie heute die auf chinesischer Tradition beruhende Akupunktur.

Der Heilpraktiker: Politikum – Therapeut – Mensch

Freiheiten

Das Wort „Freiheit" ist heute nicht nur in der Politik ein gern benutzter Begriff. Auch für den von der Nahrungs- und Genussmittelindustrie bevorzugten Konsumenten, der – ohne sich große Gedanken zu machen – schön rauchen und Alkohol trinken sowie heutzutage vor allem „gut" und viel essen soll, gilt volle Freiheit. Ein zwar wirtschaftsförderndes, aber individuell zweifelhaftes Verhalten, welches den Patienten kurze Genüsse und lange Leidenswege sowie Krankheiten beschert. Jahrelange Behandlungen chronischer Beschwerden werden nötig, man braucht viele teure Medikamente, vielleicht „neue" Gelenke und manchmal ein Krankenhausbett. Die „Behandlungsindustrie" boomt und am Ende verdient sogar noch der Sargtischler etwas dazu: er muss nämlich – falls keine weniger aufwändige Feuerbestattung gewünscht ist – eine Art „Doppelsarg" für den überernährten Patienten anfertigen – so manchmal mein schwarz-humorvolles Argument, lieber beizeiten etwas gesünder zu leben. Aber eine trotz aller Medienberichte oft mangelnde Informiertheit über eine gesunde Lebensweise allein ist nicht immer die Schuld des Einzelnen. Finanzielle Engpässe entstehen auch durch soziale und gesellschaftliche Verwerfungen und beschränken den Konsum mancher Familien auf den wenig empfehlenswerten, aber äußerst dominanten Billigsektor der industriellen Hersteller.

Freiheit gilt in gewissem Sinne auch bei der Suche nach Therapien im Krankheitsfall. Wer aber beansprucht, seinen Körper nicht einer von Staats wegen institutionalisierten Medizin zu unterstellen und vielleicht sogar einen naturheilkundlichen Therapeuten wie den Heilpraktiker konsultieren will, hat es nicht immer leicht. Denn dieser freie Beruf ist nicht Bestandteil des etablierten, gesetzlich abgesicherten und empfohlenen medizinischen Kassensystems. Als Therapeut wird der Heilpraktiker zwar von aufgeklärten Ärzten durchaus geschätzt und angeraten, darf aber nicht frei für seine Therapien und die Naturheilkunde insgesamt werben. Zudem wird er wie ein lästiger „Maulwurf" in schöner Regelmäßigkeit in den Medien angegriffen und gern verwaltungstechnisch gemaßregelt, damit seine unauslöschliche Popularität beschnitten werden kann. Schließlich herrschen überall in Politik und Wirtschaft Verteilungskämpfe. Zudem muss man ihn sich leisten können, denn seine Bezahlung erfolgt vorzugsweise aus eigener Tasche. Die Patienten wählen ihn trotzdem immer öfter als Alternative.

Pharma- und offensichtlich auch Impfindustrie wiederum haben viele Freiheiten, jedenfalls bei der Verwendung von Steuermitteln der Allgemeinheit. Da hat es ein Berufsstand, der auf Selbstverantwortung in diesem Medizinbetrieb setzt, natürlich nicht so leicht. Die Heilpraktiker haben größte Mühe, politische Unterstützung für ihre Arbeit zu erlangen. Sie werden auch nicht durch verbeamtete Hochschul- und Universitätslehrer vertreten, die fachlich anerkannte medizinische Maßstäbe dafür festlegen.[16] Sie können nicht auf gesetzlich geschützte Krankenkassen zurückgreifen, die ihre naturheilkundlichen Therapien aus dem Geld der Patienten wie selbstverständlich bezahlen. Sie sind zwar auf Vereinsebene organisiert, aber sie haben keine Berufskammern, die über die Höhe des Verdienstes ihrer Mitglieder, also der Heilpraktiker wachen dürfen und eine staatlich anerkannte Standesorganisation sind. Sie werden vom etablierten Medizinbetrieb oft beargwöhnt, anstatt wie notwendig und von den Patienten gewünscht einbezogen zu werden. Das alles ist bedauerlich, hat aber auch ein Gutes: Denn dadurch bleibt der Anspruch auf freies Therapieren nach „bestem Wissen und Gewissen" wenigstens in Ansätzen erhalten. Wer nichts verlangen kann und nichts von öffentlichen oder staatlichen Institutionen bekommt, kann schwer-

---

16 Immerhin profitieren auch die Heilpraktiker inhaltlich von universitär-ärztlichen „Einzelleuchttürmen" mit naturheilkundlicher Orientierung wie der Stiftungsprofessur für Klinische Naturheilkunde am Institut für Sozialmedizin, Epidemiologie und Gesundheitsökonomie der Charité-Universitätsmedizin Berlin, vertreten durch Andreas Michalsen, seit 2009 auch Chefarzt der Abteilung Naturheilkunde im Immanuel Krankenhaus Berlin oder der Universitätsambulanz für Integrative Gesundheitsversorgung und Naturheilkunde an der Universität Witten/Herdecke.

lich in ein enges Korsett gezwungen werden. Damit ist er in seinem ihm zugebilligten Entscheidungs- und Therapierahmen dann doch freier – womit allerdings keinerlei vielversprechende Verdienst- oder Bestandsaussichten verbunden sind.

Die Heilpraktiker-Verbände und ihr (unvollständiger) Zusammenschluss, der „Dachverband Deutscher Heilpraktikerverbände e. V.", in denen eine große Anzahl der Kolleginnen und Kollegen organisiert sind, bemühen sich nach Kräften um eine institutionelle und sachbezogene Anerkennung des Berufsstands. Sie zertifizieren Ausbildungsstätten und Fortbildungsangebote, organisieren Weiterbildungen, geben Fachpublikationen heraus und sind bemüht, sich in gesundheitspolitische Gremien aller Art einzubringen, um die Interessen ihrer Mitglieder und natürlich vor allem der Patienten zu vertreten. Sie sind immer um Konsens bemüht, für Neuerungen offen und geben themenbezogene Hilfestellungen. Sie bevormunden niemanden und setzen stattdessen auf solide Ausbildung und spätere Eigeninitiative bei fachlichem Können.

Tradition und kulturelles Erbe

Der Heilpraktiker ist kein Therapeut im schulmedizinischen Sinne. Er kann und will keine ärztlich verschreibungspflichtigen Medikamente verordnen und er operiert nicht, davor bewahrt ihn schon seine Sorgfaltspflicht. Er versteht Gesundheit, Krankheit und Heilung in vielerlei Beziehung anders als die allgemein übliche akademische „Leitlinienmedizin".[17] Das muss er auch, wenn er genau da helfen will, wo diese an ihre Grenzen stößt. Sein Heilansatz ist ganzheitlich, er zielt nicht allein auf die Linderung oder Beseitigung von Symptomen, sondern vor allem auf eine Regeneration durch Selbstheilungsprozesse. Er ist insofern – wie der Medizinethnologe Wolf-Dieter Storl großartig formuliert hat – *„ein Grenzgänger, einer, der über die Grenzen der gesellschaftlichen Konventionen hinausgeht. Er muss ein solcher sein, denn Krankheit und Wahnsinn,*

17 Diese verordnet unabhängig vom Patienten als Individuum je nach Symptomatik für alle festgelegte Medikamente und verfolgt standardisierte Behandlungsstrategien.

Tod und Fortpflanzungstrieb, sie lassen sich nicht durch die Gebote der Rationalität und Ethik eingrenzen. Heute, in unserer entzauberten Welt, in der Sicherheit und Berechenbarkeit oberste Priorität haben, haben wir vergessen, dass die wilden, nicht zähmbaren Kräfte der Natur (und die der tiefen Psyche) auch das Potenzial der Vitalität, Fruchtbarkeit und Heilung in sich tragen."[18]

Heilpraktiker haben in ihren Praxen eine vollständige ambulante Behandlungsbefugnis. Sie bewegt sich in den Grenzen der klar geregelten hygienischen und infektionsbedingten Gegebenheiten, ihrer arztgleichen Sorgfaltspflicht und vieler weiterer gesetzlicher Vorgaben. Wenn die naturheilkundlichen Mittel und Maßnahmen nicht mehr ausreichen, wird wohl kein Kollege heute eine High-Tech-Gelenkoperation, welche die unbeherrschbaren Schmerzen endlich beseitigt, ablehnen. Er wird höchstens begleitend nachbehandeln und die Folgesymptome angehen. Niemand wird sich anmaßen wollen bei einer akuten Psychose von vornherein zu empfehlen, auf angstlösende oder schlaffördernde Mittel zu verzichten. Und ich kenne keinen Kollegen, der so berät, dass eine ärztlich für notwendig erachtete, langfristige Morphingabe o. ä. hinausgezögert würde, obwohl alle Möglichkeiten ausgeschöpft sind. Aber selbst in solchen Situationen ist es angeraten, den ganzen Menschen niemals aus den Augen zu verlieren und nach Abklingen der akuten oder vielleicht sogar lebensgefährlichen Symptome naturheilkundlich zu behandeln – und das kann der Heilpraktiker ganz ausgezeichnet.

Es ist heute jedoch üblich geworden, immer häufiger eine eingeschränkte, gewissermaßen eingleisige Berufszulassung zu erteilen, gekoppelt an Einzeldisziplinen wie Psycho- und Physiotherapie oder auch an Podologie. In solcher Einschränkung zum sektoral begrenzten Heilpraktiker wird es schwierig, die traditionellen Diagnose- und Therapieverfahren umfassend auszuschöpfen und dem Netzwerkcharakter des Körpers gerecht zu werden. Natürlich kann eine Teilzulassung zum Beruf für den einzelnen Therapeuten und sein Spezialthema nützlich sein.

---

18 Storl, Wolf-Dieter: Wolfsmedizin. Eine Reise zu den Pflanzenheilkundigen in der Mongolei und Sibirien, Aarau 2018, S. 10.

Den Berufsverbänden, die sich stark auf die Aus- und Weiterbildung der Kollegenschaft konzentrieren, bringt dies viele neue Mitglieder. Jedoch erst einmal eingeführt, zielt sie generell auf die Essenz der Naturheilkunde. Diese wird per Verwaltungsmaßnahme zu einer nachrangigen Sichtweise, einer Ergänzung medizinischer Spezialdisziplinen herabgestuft. Das Grundverständnis des ganzheitlichen Heilansatzes wird negiert. Naturheilkunde wird „komplementär“, womit vor allem der Alleinvertretungsanspruch der universitären Medizin bestätigt wird. Nicht selten „zähneknirschend“ erfahren die besten Vertreter naturheilkundlichen Denkens und Praktizierens, wie das Potenzial einer auf Tradition und sicherer Erfahrung beruhenden Volksmedizin hintangestellt wird. Notwendig wäre stattdessen eine europaweite und lebendige, d. h. alltäglich-praktische Zusammenarbeit der verschiedenen Richtungen auf Augenhöhe, um Heilmöglichkeiten miteinander auszuloten und für die Patienten nutzbar zu machen.[19] In dieser Hinsicht sollte sich unser Land vielleicht ein Beispiel an der Volksrepublik China nehmen[20], wo naturheilkundliche Behandlungsmöglichkeiten eine Selbstverständlichkeit sind, die man „auf Kasse“ bekommen kann.[21] Schließlich hat auch bei uns das alternative Umdenken hinsichtlich z. B. der Anerkennung der Akupunktur bereits begonnen – oder nicht?

---

19 Ein solch sachlicher Versuch – allerdings auf ärztlicher Ebene und in Deutschland – wurde vor langer Zeit in Dresden unternommen und gut dokumentiert. Jedoch geschah dies in einer Zeit üblicher Anbiederung an die nationalsozialistische Politik auch in der Medizin. Vgl. Brauchle, Alfred; Grote, L. R.: Ergebnisse aus der Gemeinschaftsarbeit von Naturheilkunde und Schulmedizin, 3 Bde., Leipzig 1938, 1939 und 1940. Siehe ebenfalls Lienert, Marina: Naturheilkundliches Dresden, Dresden 2002. Darin: Louis R. Grote und Alfred Brauchle – die beiden Protagonisten der „Synthese“. Naturheilkundliche Einrichtungen unter dem Hakenkreuz und deren weitere Entwicklung nach 1945, S. 146ff.

20 „China ist heute ein überwältigend modernes Land.“ Vgl. den Bericht zur aktuellen Chinareise von Tkalec, Maritta: Überholen ohne einzuholen. Wie gelingt China der Aufstieg zur Weltmacht? Die Öffnungspolitik entfesselte Kräfte, das Selbstbewusstsein gegenüber dem Westen wächst mit dem Wohlstand. In: Berliner Zeitung Nr. 222, 23./24.09.2023, S. 26f.

21 Und nicht nur in China! Ich selbst habe mich 2004 einige Wochen auf Malta in Akupunktur und Tuina-Massage ausbilden lassen. Schon damals gab es neben einer von chinesischen Ärzten im staatlichen Auftrag geführten Privatpraxis auf der Hauptinsel auch eine allgemein zugängliche Krankenhausstation für Akupunktur auf Gozo. 2006 arbeitete ich drei Wochen in einem Krankenhaus in Nanjing, der Hauptstadt der ostchinesischen Provinz Jiangsu und besuchte nebenher mir bekannte Ärzte und ihre Kliniken.

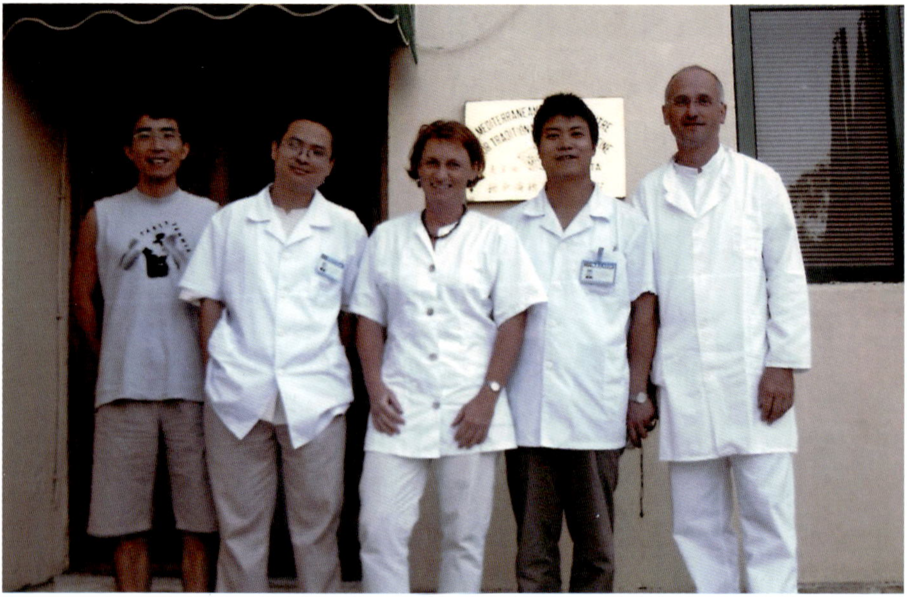

Abb. 9: Akupunkturausbildung auf Malta, 02.10.2004 (Archiv Autor)

Ein Voll-Heilpraktiker leistet viel. Er kann einzelne Patienten, manchmal deren ganze Familien in unterschiedlichen Facetten ihrer Lebensweise körperlich, psychisch, seelisch und auch sozial erfassen. Er kann Beschwerden lindern und Krankheiten heilen. Zwei seiner Fähigkeiten sind von besonderer Bedeutung: die zeit- und dabei vor allem therapieintensive, individuelle Zuwendung sowie die starke Vermittlung einer positiven Lebenssicht, womit Heilung durch Wiederentdeckung der persönlichen Verantwortlichkeit möglich wird. Die Bevölkerung weiß das zu schätzen und vertraut ihm in vielerlei Hinsicht, wie seine mehr als 46 Millionen Patientenkontakte pro Jahr beweisen.[22]

22 Diese Zahlen erhob der 1972 gegründete Bund Deutscher Heilpraktiker (BDH), der über 6.000 Kollegen und Heilpraktiker-Anwärter vertritt, im Jahr 2019. https://www.bdh-online.de/patiensicherheit-gemeinsam-erreichen-wir-mehr/ (letzter Aufruf 14.09.2022).

Heilpraktiker in West und Ost

Heilpraktiker haben die empirische Volksmedizin jahrzehntelang weitertradiert und gegen alle Unwirksamkeitsbehauptungen verteidigt – und das in West wie Ost. In den drei westlichen Besatzungszonen blieb das Heilpraktiker-Gesetz nach 1945 in Kraft und konnte nach verschiedenen Übergangsregelungen und Modifizierungen 1949 in Bundesrecht übernommen werden. Schon vorher konstituierten sich neue Landesverbände im Sinne eigenständiger Vereine.[23] Der freie Beruf eines Heilpraktikers, einmalig in ganz Europa, wurde so in der BRD in rechtlicher und institutioneller Hinsicht fest verankert und hat bis heute Bestand.

In der sowjetischen Besatzungszone und späteren DDR erfolgte eine grundlegende Veränderung in allen politischen, ökonomischen und sozialen Verhältnissen. Insbesondere in den Anfangsjahren bestand eine Art Aufbruchsstimmung in der Hoffnung, nach Faschismus und Krieg eine neue, nicht mehr kapitalistische Gesellschaft aufbauen zu können. Das wünschten sich auch und gerade viele anerkannte Ärzte, Wissenschaftler und Intellektuelle, das unterstützten viele jüdische und nicht-jüdische Opfer des nationalsozialistischen Systems, die sich nach Perspektiven und neuen Lebensgrundlagen umsahen und sie in Ostdeutschland suchten. Ihre Illusionen und die tatsächlichen Möglichkeiten eines Neubeginns trafen damals auf die realpolitischen Umstände und endeten in späteren Jahren in einer Sackgasse. Das darauffolgende friedliche Ende des „sozialistischen Modellversuchs" DDR würdigt diese Euphorie und die verständlichen Ideale des Beginns. Genau in dieser Art ist die anfängliche Schaffung eines staatlichen Gesundheitswesens zu sehen, zu dem jeder ohne Berücksichtigung seiner Herkunft, finanziellen Ausstattung oder gesellschaftlichen Stellung Zugang haben sollte.[24]

In den Jahren nach der Gründung der DDR sowie infolge zunehmender gesellschaftlicher Restriktionen – auch als Reaktionen auf die Kon-

23 Freder, Janine: Die Geschichte des Heilpraktikerberufs in Deutschland unter besonderer Berücksichtigung der Verhältnisse in der DDR, o. O., o. J. (Bonn 2003), S. 84-87.

24 Ebd. S. 99ff.

kurrenz der politischen Systeme – wurden privatwirtschaftliche Initiativen zunehmend eingeschränkt. Es gab jedoch bis in die achtziger Jahre des letzten Jahrhunderts hinein weiterhin Privatärzte und auch privat niedergelassene Heilpraktiker in Ostdeutschland – allerdings als „Auslaufmodelle". Es waren jene Kolleginnen und Kollegen, die den Übersiedlungsverlockungen „in den Westen" – intensiv vor allem bis 1961 – widerstehen konnten und ihre Heimat nicht verlassen wollten. Die Vertreter letzterer Berufsgruppe mussten ihre Zulassung sogar noch vor Inkrafttreten des Heilpraktiker-Gesetzes von 1939 erworben haben, um praktizieren zu können.

Damit blieben zum Ende der DDR noch etwa zwei Handvoll selbstständiger, freiberuflicher Heilpraktiker[25] übrig und arbeiteten gewissermaßen als Exoten und Geheimtipps weiter. Der Berufsstand aber entfiel im Rahmen der seit Anfang 1949 erlassenen Approbationsordnung für Ärzte administrativ endgültig.[26] Wenn heute behauptet wird, diese staatliche Regulierung ganzer Berufsgruppen – wie in Wirtschaft und Gesellschaft der DDR allenthalben – wäre eine Art Gleichschaltung wie im Nationalsozialismus gewesen, so wird Vordergründig-Ähnliches in autoritär-unflexiblen Systemen unzulässig gleichgesetzt. Gleichwohl wirkte sich das Fehlen von Ausbildungs- und Berufsfördermöglichkeiten wie eine Art Nachwuchssperre aus. Dem jedoch stand auch in der DDR das Bedürfnis der Menschen entgegen, sich in schwierigen Gesundheitsfragen immer wieder der Erfahrungsheilkunde zuzuwenden.

---

25 Frau Freder bringt in ihrer kompilatorischen Arbeit dazu einige Namen und fragmentarisches Material (ebd., S. 116ff.). Noch drei Kollegen zusätzlich ergänzt Nierade, Anne: Homöopathie in der DDR. Die Geschichte der Homöopathie in der Sowjetischen Besatzungszone und der DDR 1945 bis 1989 (= Quellen und Studien zur Homöopathiegeschichte, Bd. 16, hrsg. v. Institut für Geschichte der Medizin der Robert-Bosch-Stiftung), Essen 2012, S. 197-200. Ich selbst besuchte noch 1995 den greisen Eckhard Brauny (1909 - ca. 1998) in Ottendorf-Okrilla (Landkreis Bautzen/Sachsen) und interviewte ihn (Privatarchiv).

26 Die Verfahren der Heilpraktiker wie z. B. die Augendiagnose wurden in der DDR von aufgeschlossenen Ärzten wie z. B. von Dr. med. Gottschalk in Görlitz, den ich als Kind mit meiner Mutter selber besuchte, in den sechziger/siebziger Jahren immer weitergeführt. Vgl. auch die umfassende Auflistung homöopathischer Ärzte in der DDR mit ausführlichen biografischen Angaben und Literaturhinweisen bei Nierade, a. a. O., S. 129-189.

Schützenswertes Kulturgut: Der Heilpraktikerberuf

Somit waren und bleiben die Heilpraktiker durch ihre therapeutischen Erfolge tief in der volkstümlichen Tradition verwurzelt. Sie sind als „Seher“ und „weise Medizinfrauen und -männer“ selber so etwas wie deutsches Kulturgut geworden. Zudem stehen sie für Vernunft und Mäßigung im Umgang mit Gesundheit und Krankheit. *„Gesunde Menschen brauchen keine bürokratische Einmischung, um Gefährten zu finden, Kinder zu gebären, gemeinsam die menschliche Kondition zu erfüllen und zu sterben“*, schrieb der katholische Theologe, Philosoph, Medizinkritiker und Gründer der ersten Volksuniversität in Lateinamerika Ivan Illich (1926-2002) schon 1977. Illich verlangte nicht weniger als gesunde Lebensgrundlagen, messbar etwa an Wohn-, Kleidungs- und Ernährungsmöglichkeiten. Darauf sollte seiner Meinung nach ein erstrebenswertes „Milieu“ basieren, „das Geburt, Wachstum, Heilen und Sterben gleichermaßen begünstigt“ und als Kultur „das bewußte Akzeptieren der Bevölkerungsbeschränkung, des Alterns, der unvollständigen Genesung und des stets drohenden Todes fördert“. *„Eine Welt der optimalen, allgemeinen Gesundheit ist offenbar eine Welt der minimalen und nur gelegentlichen medizinischen Intervention.“*[27] Und genau darin findet der Heilpraktiker als gern zu Rate gezogener Experte seinen Platz und übernimmt eine zentrale, aber gesellschaftspolitisch oft unterschätzte Aufgabe.

Jedoch muss für den Erhalt des Heilpraktikerwesens jetzt endlich etwas Durchschlagendes getan werden. Denn seit Jahren wird immer auffälliger, dass die Regierungsparteien und ihre ausführenden Politikvertreter – in ihrer Arbeit viel zu stark beeinflusst durch die Lobbyisten der Pharmaindustrie und Medizinproduktehersteller – die Bemühungen und Erfolge der Volksmedizin missachten und ihre Vertreter durch fortwährende Einschränkungen ihrer Arbeit schikanieren und zu verdrängen versuchen. Drei Maßnahmen sind schon lange überfällig:

---

27 Gemäß der Naturheilkunde betont Illich die Selbstverantwortlichkeit des Einzelnen in einem angemessenen Umfeld / Milieu, um Heilung und schließlich Gesundheit immer wieder erzeugen zu können. Illich, Ivan: Die Nemesis der Medizin. Von den Grenzen des Gesundheitswesens, Hamburg 1977, S. 311.

1. Zuvorderst braucht es eine *professionell geführte Kampagne* auf ausreichender finanzieller Basis unter Beteiligung anerkannter Persönlichkeiten, um in die wortführenden Medien zu gelangen und dort das verzerrte, vielleicht auch missverstandene Bild unseres Berufsstandes zurechtzurücken. Mutige Journalisten und Experten, die sich nicht vom politisch ausgerufenen Mainstream dominieren lassen, sind gefragt.

2. Als nächstes muss ein *Heilpraktiker-Manifest* erarbeitet werden. Darin sollten die kulturell tradierten, auf Erfahrungen beruhenden volksmedizinischen Grundprinzipien unseres Denkens und Behandelns ausformuliert und die Notwendigkeit ihres gesetzlichen Schutzes begründet werden. Das zu organisieren wäre natürlich vor allem die Sache der Verbände, deren einzelne Fachvertreter oft aus natur- oder geisteswissenschaftlichen Erstberufen kommen und dazu befähigt wären.

3. Und schließlich ist bei der deutschen UNESCO-Kommission der Antrag zu stellen, *den Heilpraktiker-Beruf in die Liste des immateriellen Kulturerbes aufzunehmen*, um seine Bedeutung im Rahmen einer „Medizin von unten" hervorzuheben und ihn vor dem ungerechtfertigten Zugriff einer politisch motivierten Medizinlobby zu schützen. Warum sollte die mehrheitlich weibliche deutsche Volksmedizinerin, die Heilpraktikerin mit ihrem fundamentalen medizinischen und naturheilkundlichen Wissen weniger schutzwürdig sein als Sebastian Kneipps Wasserkur, das Hebammenwesen oder gar das Skat-Spiel?[28]

---

28 Unterschutzstellung 2015 bzw. 2016. Dass das auch eine Frage des Verständnisses von Emanzipation ist und die politische Historie der Frauenrechte in der Bundesrepublik stark mit berührt, erwähne ich hier nur am Rande.

Heilpraktiker in der Naturheilkunde heute

Die aktuelle Situation der Heilpraktiker, die inzwischen mit immer stärkeren Restriktionen zu kämpfen haben, hat sich offenbar vor dem Hintergrund anderer gesellschaftlich relevanter Problematiken wie Coronagefahr und Ukrainekrieg zumindest in den Medien momentan etwas entspannt. Aber es bleibt für unsere Demokratie schon ernüchternd, dass der ehemalige Bundesgesundheitsminister Jens Spahn in unserer sich fortschrittlich gebenden Zeit ein Rechtsgutachten erstellen ließ, um prüfen zu lassen, ob der Heilpraktiker-Beruf vielleicht ganz abgeschafft werden könnte.

Und obwohl damit gescheitert geht gleich der nächste Bundesgesundheitsminister wenigstens – wie immer einmal wieder – gegen die seiner Ansicht nach fragwürdige Homöopathie vor. Und das, obwohl das staatliche Kassen- und Gesundheitssystem durch Massenansturm und Anspruchsdenken auf der einen Seite und durch Geldgier, Standesdünkel und natürlich Sparzwänge auf der anderen offenbar immer wieder an seine Grenzen gelangt. Es sei daran erinnert: Einen ganzen Berufsstand an die Kandare zu nehmen, indem man ihn zunächst vollständig den Ärzten unterstellte, den Nachwuchs verbot und ihn damit aussterben lassen wollte, um autoritär „Ordnung zu schaffen“, dazu sollte das Heilpraktikergesetz von 1939 dienen.[29]

Heute sollten wir gedanklich und praktisch doch weiter fortgeschritten sein. Denn was würde wohl bei einem Verbot herauskommen? Zunächst ein Schlag gegen die Demokratie. Denn soweit bekannt ist, ist es dem Staat verfassungsrechtlich untersagt, „einen bestimmten Wissenschaftsansatz bzw. ein bestimmtes medizinisches Paradigma zu privilegieren“.[30] Herauskommen würde auch eine noch größere Verärgerung bei den breiter informierten Teilen der Bevölkerung, die man gern mit

29 Vgl. Sasse, René: Der Heilpraktiker – Ein Gesundheitsberuf ohne Berufsausübungsrecht? Baden-Baden 2011, S. 23ff., Zitat aus: Deutscher Bundestag. Wissenschaftliche Dienste. Ausarbeitung: Heilpraktiker in Deutschland. Rechtsgrundlagen und aktuelle Diskussion, o. O. 2020, S. 5.

30 Matthiessen, Peter F.: Homöopathie und intellektuelle Redlichkeit. Eine Stellungnahme. In: Deutsche Zeitschrift für Onkologie 2018, Nr. 50, S. 172-177, hier S. 175.

Begriffen wie „Wutbürger“, „Verschwörer“, „Querdenker“ oder Aktivisten – um nur einige Diskriminierungen zu nennen – einzuhegen und herabzuwürdigen versucht. Die empirische Heilkunde „von unten“ wird man so nicht abschaffen können. Naturheilkundige allerdings müssten ihre Arbeit dann womöglich wieder in Hinterzimmern ausüben; das hieße, alles, was die staatliche Medizin nicht leisten kann, würde ab dann in unkontrollierbarer Art und Weise erblühen. Ob sich die Ideengeber solcher „Initiativen“ dessen bewusst sind?

Die Naturheilkunde und ihre klassischen Vertreter, die Heilpraktiker erlebten in den 1990er-Jahren und insbesondere durch den Aufschwung im Zuge der deutsch-deutschen Wiedervereinigung und die mehr darauf gerichteten Prioritäten der Politik eine Art „Tauwetterperiode“. Insbesondere in den ostdeutschen Bundesländern bestand ein großer Bedarf, Heilpraktiker neu zu etablieren. Das Heilpraktiker-Gesetz wurde liberalisiert und angepasst. Jedoch nebenher setzte der Kahlschlag ein: So verschwanden viele Heilpflanzen aus den naturheilkundlichen Arzneien, sie hatten von der zuständigen Arzneimittelkommission keine „positive Monographie“ erhalten. Mündliche Erfahrung zählte nicht, Pflanzen, die in der Literatur nicht erfasst waren, fielen durch den Rost. Viele kleine Pharmafirmen gaben auf, weil sie die Neuzulassung ihrer nun ausgedünnten Mittel nicht finanzieren konnten. Bald wurde beispielsweise das naturheilkundlich bedeutsame Mittel Procain nur noch zur intracutanen Anwendung in die „gesunde“ Haut zugelassen, die „große Neuraltherapie“, die Injektion an tiefer liegende Nervenknoten (Ganglien) durfte nicht mehr ausgeübt werden. Heute steht auch die bewährte Eigenbluttherapie in ihren verschiedenen Formen durch eine restriktive Auslegung eines neuen Transfusionsgesetzes in Frage.

Was sollen diese Regularien im Mäntelchen vorgeblicher Wissenschaftlichkeit? Ist im demokratischen System der Bundesrepublik kein Platz mehr für eine Naturheilkunde von Fachleuten neben den Ärzten? Wie peinlich für ein Land, in dem viele Politiker, Wirtschafts- und Finanzfachleute die demokratischen Verhältnisse für unübertroffen halten, sich aber selber hinter einer Rechtsauffassung verstecken, die allzu deutlich nur den Wunsch nach Machtausübung zwecks Durchsetzung eigener Interessen zeigt. Wie lange dies die Bevölkerung noch akzeptiert, weil es schwer zu durchschauen ist, bleibt abzuwarten.

Die Hintergründe der aktuellen Gesundheitspolitik sind eigentlich altbekannt. Ivan Illichs medizinkritischer Klassiker hat die Szenerie schon vor Jahrzehnten demaskiert. Inzwischen ist die geforderte Revision des Gesundheitswesens dringlicher denn je, die „Wiederentdeckung der persönlichen Verantwortung für die Gesundheit" durch die Betroffenen und die „Beschränkung berufsständischer Monopole" durch den Gesetzgeber unaufschiebbar geworden. Illich beschreibt die Medizin als ein staatlich sanktioniertes und durch zugelassene „Experten" gelenktes Verwaltungs- und Verdienstsystem, bei dem es „in erster Linie um Behandlung, nicht um Heilung" geht. Das scheint schon viel zu lange so zu sein.[31]

Heilpraktiker verstehen sich als persönliche Begleiter und Unterstützer ihrer Patienten, ganz im Sinne des professoralen Chirurgen und späteren unerschrockenen Naturheilkundlers Julius Hackethal (1921-1997). Bekannt durch sein Eintreten für eine Akzeptanz der Sterbehilfe begrüßte er auf medizinischen Kongressen die Heilpraktikerschaft nicht nur auf Augenhöhe, sondern gab für alle Therapeuten die unvergessene Strategie aus: „Behandle jeden Patienten wie deinen besten Freund!" Und so wird letztendlich jeder Naturheilkundige versuchen, Hilfesuchende nicht allein zu therapieren, sondern auch allseitig zu beraten, was einer allzu engen Spezialisierung entgegensteht. Und zugleich wird er sich darum bemühen, seine Patienten möglichst in vielerlei Hinsicht zu entlasten, indem er sich etwa um naturheilkundliche Medikamente kümmert, bei Fragen gut erreichbar ist, bei Ängsten allseitig aufklärt. Denn ohne eine gute Vertrauensbasis – allerdings letztlich von beiden Seiten – wird Gesundung schwerer zu erreichen sein. Ganz entscheidend dabei ist eine humorvolle Überzeugungskraft, die den Patienten den Optimismus zurückgibt. Denn für die Heilung entscheidend ist –

31 Illich, Ivan: Die Nemesis der Medizin. Von den Grenzen des Gesundheitswesens, Hamburg 1977, S. 172 und 308.

auch ich musste das erst in langen Berufsjahren erkennen – der Impuls über die Psyche (altgriechisch für Seele), also das Denken, Fühlen und Verhalten. Die Physis, das Körperliche muss und wird dahinter zurückstehen.

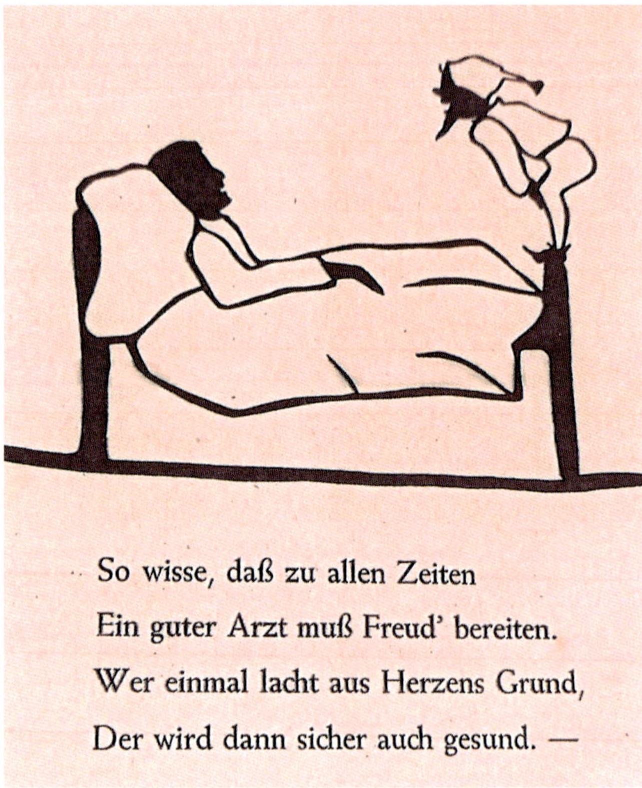
So wisse, daß zu allen Zeiten
Ein guter Arzt muß Freud' bereiten.
Wer einmal lacht aus Herzens Grund,
Der wird dann sicher auch gesund. —

Abb. 10: „Guter Arzt" [32]

32 Scherenschnitt, aus: Schleicher, Irene: Lachende Medizin, Leipzig 1941, S. 164.

Unverhofft Heilpraktiker

Eine medizinische Berufstradition gibt es in meiner Familie nicht. Meine Eltern stammten aus dem Oberlausitzer Bergland, einer kleinen Mittelgebirgsregion in Ostsachsen, im Eck zwischen Polen und Tschechien gelegen. Mein Vater, Jahrgang 1920, absolvierte die 10. Klasse einer Handelsschule und wurde schon vor dem Zweiten Weltkrieg Kirchenverwaltungslehrling. Eigentlich sollte er Schriftsetzer beim SPD-Organ „Vorwärts" werden, der allerdings 1933 schon verboten worden war. Nach 1945 qualifizierte er sich über Beamtenlehrgänge bis zum Kirchenbürodirektor und wurde Verwaltungsleiter des Evangelischen Bezirkskirchenamtes in Bautzen, dem „Tor zur Oberlausitz". Schon vor meiner Geburt 1959 fuhr er regelmäßig mit einen Dienst-Motorroller Marke „Troll", später mit einem Dienst-Trabanten über die Dörfer, sprach mit den Seelsorgern, kontrollierte die Pfarrkassen und besuchte seine Eltern in Dürrhennersdorf, das er „Fetthahnenstadt" nannte. Einmal im Jahr erledigte er nebenbei die Buchhaltung eines befreundeten Schürzenfabrikanten. Zusätzlich kümmerte er sich um die Abrechnungen meiner Mutter. Diese war zwar ohne Beruf geblieben und verstand sich im Grunde als Hausfrau. Jedoch arbeitete sie an mehreren Abenden in der Woche im Außendienst bei der Staatlichen Versicherung der DDR, wo sie jeden Monat aufs Neue Versicherungsbeiträge noch in den dunkelsten Bautzener Altstadtgassen in bar abkassierte und mit voller Geldtasche wieder zu Hause eintraf – in heutiger Zeit undenkbar. Sie galt als gesprächig und umgänglich, weswegen ihr regelmäßiger Abschluss von Neuverträgen, das eigentliche Kerngeschäft, immer eine gute Abschlussvergütung abwarf. So kam zum geringen väterlichen Hauptverdienst noch etwas mehr Geld in die Haushaltskasse.

Meine Großmutter väterlicherseits war ebenfalls Hausfrau, wenngleich sie die Volksschule auf dem Lande nach acht Jahren als Klassenbeste verlassen hatte. Ihr Mann, also mein Großvater, gelernter Zimmermann, arbeitete später als Webmeister in einer Weberei. Mütterlicherseits wohnte die Großmutter in Walddorf am Kottmar, wo auch eine von drei Spreequellen entspringt. Sie war bis weit über die Achtzig Heimnäherin für einen Textilverleger und nähte im Akkord Arbeitskleidung, die sogenannten Blaumänner. Ihr erster Ehemann hieß Hermann und zog als Handelsmann mit einem Bauchladen voller Kurzwaren über die Dörfer. Ich lernte ihn nicht kennen, weil er sich mit einer endogenen Depression quälte und schließlich Selbstmord beging. Beide betrieben in ihrem Oberlausitzer Umgebinde-Haus einen kleinen „Kolonialwarenladen". Meinen Großvater, ihren zweiten Mann, nannte ich „Onkel Erich". Er arbeitete als Industriesattler in einer Weberei in Löbau, wo er die Riemen der Webmaschinenantriebe flickte. Ein, zwei Glas Bier beendeten seinen Arbeitstag und leicht schwankend, aber in bester Laune erschien er von der Rückfahrt per Bus auf der Dorfstraße, während ich ihn am Gartentor erwartete. Anschließend war die Stube blau vom Zigarrenrauch. Bei diesen Großeltern verbrachte ich über die Schulzeit viele Ferienwochen, ich als „Vagabund eins", wie „Onkel Erich" sagte, er als „Vagabund zwei".

In der Oberlausitz also liegen die Wurzeln meiner Herkunft. Die tägliche Berufsarbeit in Handwerk und Industrie, Haushaltstätigkeiten wie Holz hacken, den Garten bestellen oder die Jauchengrube auspumpen usw. führten hin und wieder zu kleineren Verletzungen. Jedoch ging man nicht wegen jeder Kleinigkeit zum Arzt. Stattdessen gab es in den Familien volkstümlich aufklärende Kompendien für den Hausgebrauch und diese wurden fleißig genutzt. Die Oberlausitzer schlugen Krankheiten und wie man ihnen mit Hausmitteln zu Leibe rückte, beispielsweise in der „Robert Preuskerschen Naturheilkunde" nach. Robert Preusker (1862-1940), heute so gut wie vergessen, war vor dem Zweiten Weltkrieg ein besonders durch seine Tees bekannter ostsächsischer Heilpraktiker, der im Pfefferkuchenstädtchen Weißenberg im heutigen Landkreis Bautzen praktizierte.[33]

Was man im „Preusker" nicht fand, wurde dann im zweibändigen „Bilz" gesucht. Der Dresdner Eduard Bilz (1842-1922), Lebensreformer, Zeitgenosse und enger Freund Karl Mays (1842-1912) hatte seine naturheilkundlichen Empfehlungen schon Ende des 19. Jahrhunderts herausgebracht. Sein Buch wurde bis in die dreißiger Jahre des 20. Jahrhunderts hinein über drei Millionen Mal verkauft, war in zwölf Sprachen übersetzt

33 Die Robert Preuskersche Naturheilkunde, hrsg. v. Robert Preusker, 3. Aufl., Maltitz 1937 (Erstauflage 1930).

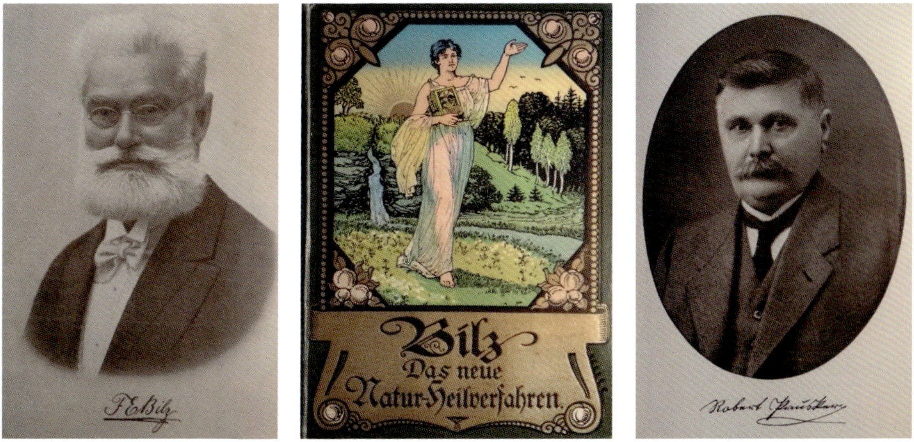

Abb. 11: Friedrich Eduard Bilz, sein „Bestseller" und Robert Preusker, beide in Porträts aus ihren Büchern

worden und hatte seinem Verfasser einigen Wohlstand eingebracht. Seine „Sinalco-Brause" („ohne Alcohol") kenne ich noch aus der Kindheit. Das Bilzbad im heutigen Radebeuler Stadtteil Kötzschenbroda Oberort wurde 1905 als „Licht-Luft-Bad" eröffnet. Das spätere Freibad mit seiner seit 1912 betriebenen „Undosa"-Wellenmaschine kann als technisches Denkmal noch heute nahe dem Dresdner Lößnitzgrund besichtigt werden und gilt als ältestes noch betriebenes Wellenbad der Welt.[34]

Die Stadt Bautzen, wo ich aufwuchs, war naturheilkundlich gesehen eher ein unbeschriebenes Blatt. Es dominierten aus meiner kindlichen Sicht und vom Elternhaus her die konfessionellen Zusammenhänge. Es gab zwei evangelisch-lutherische Kirchgemeinden (heute drei) und eine katholische Pfarrgemeinde, zu der auch die sorbisch-sprachigen Mitglieder gehörten sowie einige Freikirchen, darunter die Neuapostolische Kirche oder die Sonntagsgemeinde. Aber ein Faktotum, einen Sonderling gab es doch: Manchmal nämlich traf man auf der Straße und in der

34 Lienert, Marina: Naturheilkundiges Dresden, a.a.O., S. 93-115 sowie S. 134ff. Ich beispielsweise besitze eine späte Auflage des Klassikers von Friedrich Eduard Bilz: Das neue Naturheilverfahren mit Einschluß der Biologie und aller verwandten Heilmethoden wie Kräuterheilverfahren, Homöopathie, Biochemie, Bestrahlungstherapie usw. Lehr- und Nachschlagebuch der naturgemäßen Heilweise und Gesundheitspflege, ärztlich durchgesehene und neuzeitlich verbesserte Aufl., 2 Bde., Verlag F. E. Bilz G.m.b.H., Dresden-Radebeul u. Leipzig 1926, Foto o., Bd. 1 (Vorderseite).

Nähe der Maria-und-Martha-Kirche, der größten rein protestantischen Kirche, neben der wir über den Diensträumen meines Vaters in einem großen Stadthaus wohnten, ein älteres, dünnes, kleines Männlein. Es saß zumeist in kurzen Hosen auf einem Fahrrad und hatte da, wo heute beim Ebike ungefähr das Display sitzt, eine Art Notenständer. Darin klemmte ein Büchlein und man hörte das Männlein im Vorbeifahren etwas murmeln. Ich erfuhr, das sei der Kinderarzt Doktor Hans Schnabel (1889-1977) und er habe besondere Lebensansichten und ungefähr zehn Kinder. Es hieß, er würde während der Fahrt Englisch lernen, um auch den Kopf gleich mit zu trainieren. Auch soll er jeden Morgen nackt in eine mit eiskaltem Wasser gefüllte Badewanne gestiegen sein und wenn er besonders gut drauf war, tauchte er noch mit dem Kopf unter.

Andere Schauergeschichten werden über ihn erzählt. So hat die Bautzener Friedensbrücke einen berühmt-berüchtigten Absprungplatz für suizidale Menschen. Die Betroffenen schlugen zum Entsetzen der Anlieger unten neben der Spree direkt auf dem Straßenpflaster auf, eine absolut sichere Selbstmordvariante. Und genau an dieser Stelle, auf dem zugehörigen Brückengeländer soll Doktor Schnabel gern mal seine Kinder entlang balancieren lassen haben (sicher an seiner Hand). Aus sportlichen Gründen und zur allgemeinen Stärkung der Nerven, hieß es. Nicht zuletzt erzählt man sich bis heute folgende Geschichte: In seiner Kinderarztpraxis war es naturgemäß manchmal etwas lauter. Der Doktor war gestört, trat ins Wartezimmer und beschied die Anwesenden folgendermaßen: *„Meine Frau ist gerade von mir begattet worden. Sie braucht jetzt ein bisschen Ruhe, worum ich bitten möchte!“*[35]

Doktor Schnabel also war wohl meine früheste Begegnung mit einem Lebensreformer und Pionier der Naturheilkunde. Ebenfalls in den sechziger Jahren des letzten Jahrhunderts fuhren meine Mutter und ich mit dem oben bereits genannten Bautzener Schürzenfabrikanten – der immerhin schon einen sehr bequemen Polski-Fiat besaß und uns jedes Mal großzügig ins „Gastmahl des Meeres“ einlud – zu Dr. med. Gottschalk

35 Ich danke Sabine und Martin Böhmer, dass sie mir das Wissen der Alteingesessenen über Lebensreform und Naturheilkunde-Pioniere in Bautzen zur Verfügung gestellt haben.

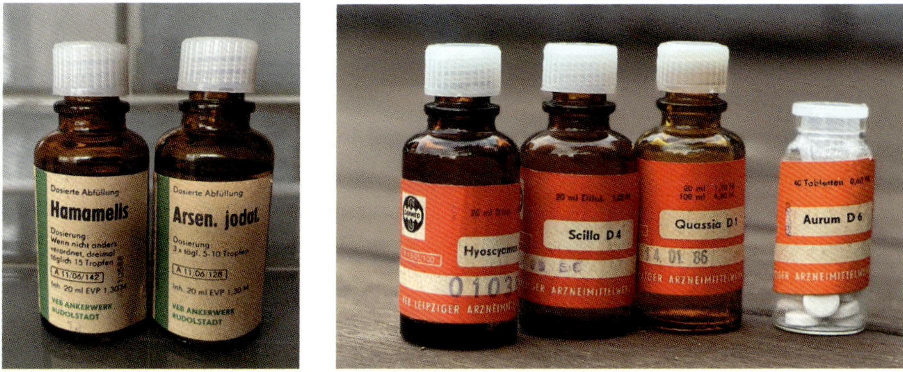

Abb.12: Homöopathische Arzneimittel DDR, Rudolstadt u. Leipzig (Sammlung Autor)

nach Görlitz. Dort ließen sich beide – und ein einziges Mal auch ich – jedes Jahr für zehn Mark der DDR eine privatärztliche Augendiagnose erstellen. Das dauerte pro Person zwanzig bis fünfundzwanzig Minuten. Verordnet wurden mit grün-weiß bedruckten Etiketten versehene, braune Fläschchen. Darin befanden sich homöopathische Mischungen aus pflanzlichen, mineralischen oder organischen Stoffen, die sogenannten Anthroposane der Firma VEB Pharmazeutika Geraberg, später Teil des VEB Ankerwerk Rudolstadt. Oder es gab Homöopathie mit rotweißen Etiketten vom VEB Leipziger Arzneimittelwerk, vormals Dr. Willmar Schwabe Leipzig. Abzuholen war alles gleich nebenan in der Apotheke. Beide Firmen produzierten allen staatlichen „Regulierungen" und ärztlichen Kritikern sogenannter Außenseitermethoden zum Trotz über die ganze DDR-Zeit hinweg weiter, ehe sie 1990 mit der Wiedervereinigung zu einem symbolischen Preis an einen Südtiroler Unternehmer verhökert wurden und untergingen.[36]

Als ich mir später beim Volleyballtraining eine Verletzung mit Schwellung am Daumengrundgelenk eingehandelt hatte, begaben wir uns zum

36 Nierade, Anne: Homöopathie in der DDR, a.a.O., S. 93-114. Der bekannteste Hardliner gegen die Homöopathie in der DDR war der österreichische Rechtsmediziner Otto Prokop (1921-2009), später Direktor des Instituts für Gerichtliche Medizin und Lehrstuhlinhaber an der Humboldt-Universität zu Berlin. Er hielt besonders die Akupunktur neben vielen anderen Verfahren für unwissenschaftlichen „Unsinn" und ignorierte selbst den noch zu seinen Lebzeiten erbrachten Gegenbeweis. Ebd., S. 53-70.

„Ziehmann" nach Pulsnitz – einem Städtchen zwischen Bautzen und Dresden, bekannt bis heute vor allem für seine Lebkuchenfabriken. Der blinde Chiropraktiker tastete die Schmerzstelle ab und diagnostizierte einen Kapselriss. Er sah die besten Heilungschancen im Auftragen einer Salbe unter einem Verband, mehr war nicht zu tun.

Aller Anfang ist schwer

Mit meinem Abitur hätte ich wohl jedes Fach studieren können, entschied mich jedoch gegen Medizin und für die Geisteswissenschaften. Mein Banknachbar hingegen wollte Arzt werden und so erklärte ich mich aus Freundschaft – und vielleicht auch aus Neugier – bereit, das abschließende Schulpraktikum mit ihm gemeinsam im damaligen Kreiskrankenhaus Bautzen zu absolvieren. Und damit begann tatsächlich meine medizinische „Karriere", irgendwie unauffällig, von mir selbst fast unbemerkt und von „ganz unten".

Es war Sommer 1978, als ich als Krankentransporteur einen kleinen Raum in einer Art Baracke bezog, ausgestattet mit Tisch und Stuhl sowie einer Liege. Kommunikationspunkt war ein Telefonapparat. Draußen, unter einem Überdach standen neben Krankenfahrstühlen zwei normale, leicht gepolsterte Krankentragen und zwei aus einlagigem Leder. Es dauerte eine Weile, bis ich deren verschiedene Funktionen kennengelernt hatte. Ein Kollege wies mich zunächst so ein: *„Du wirst angerufen, dann fährst du die Patienten von der Notaufnahme oder vom Gipsen aufs Zimmer, vom Röntgen in die Chirurgie und so weiter."* Das Kreiskrankenhaus Bautzen befand sich in einem parkartigen Gelände. Es gab einige zentrale Gebäude, jedoch durch fortwährende Erweiterungen und Umbauten lagen viele Stationen und Abteilungen teils in Flachbauten darin verstreut.

Bald darauf lernte ich noch eine Pflicht kennen: Mein ausscheidender Kollege holte mit einer der ledernen Tragen einen verstorbenen Patienten, der offenbar zur Sektion eingeliefert worden war, ab, um ihn mit mir zusammen in die Pathologie zu befördern. Dort angekommen wickelten wir den Leichnam aus. Die Leichenstarre war bereits eingetreten, der Mann war blaurot angelaufen, adipös und sehr schwer. Wir wuchteten ihn durch Hin- und Herwenden sowie über den Hebemechanismus einer Zwischenablage auf einen Zinktisch. Ohne Handschuhe fassten wir mithilfe des Lakens zu. Um uns herum standen andere Zinkablagen mit zugedeckten Verstorbenen. Sie trugen am großen Zeh den obligatorischen Zettel mit Namen und Lebensdaten, auf der anderen Seite schauten die Haare heraus. Ich verließ die Pathologie mit Grausen.

In den nächsten Wochen war ich beim Schichtdienst auf mich allein gestellt. Transporte Verstorbener erfolgten meistens nachts, am Tage wollte man den Besuchern dies möglichst selten zumuten. Die Schwestern auf den Stationen taten in aller Freundlichkeit ihr Bestes: Sie entkleideten und wuschen die frisch Verstorbenen, dann hüllte man sie in ein Laken. Sie halfen mir auch beim Aufladen und ich machte mich jeweils auf den Weg in die Pathologie. Der backsteinerne Bau hatte außen über dem Eingang eine gelbe Funzel und das große grüne Tor öffnete sich mit Knarren und Ächzen – Edgar Wallace wäre erfreut gewesen, von der „Innenraumbelegung" ganz zu schweigen.

Auch ich tat mein Bestes: So holte ich beispielsweise bei Sommerhitze zwei amputierte Beine, in grüne OP-Tücher gewickelt, aus der Chirurgie ab und brachte sie zu Fuß – denn ein Transportmittel war nicht bestellt worden –, gefühlt mindestens einen Kilometer Gehstrecke, in die Pathologie; eines links über der Schulter, das andere Bein rechts unter dem Arm. Seither weiß ich, dass solch ein Bein ohne Weiteres zwanzig Kilo wiegen kann. Und ich transportierte die verschiedensten Todesfälle: mal eine quittegelbe Dame, verstorben an Leberversagen, mal ein Unfallopfer, das dort, wo der Kopf hätte sein sollen, eine Plasteumhüllung trug.[37]

Als meine Dienstzeit fast um war, beförderte ich die letzten Totenbahren noch mit einem schnellen Fußtritt in die Pathologie, gleichgültig, wem ich die zusätzliche Arbeit der Umlagerung damit würde zugemutet haben. Schließlich beendete ich mein Praktikum in dem guten Gefühl, nicht Arzt werden zu müssen, denn das schien ich nur schwer aushalten zu können.

---

37 Bleibt zu hoffen, dass diese drastischen Erfahrungen aus DDR-Zeiten das heutige Krankenhausmilieu nicht mehr prägen.

Notfallmedizin nebenberuflich

Während des Studiums der Kulturgeschichte und Ethnographie dauerte es nicht lange und ich brauchte zusätzlich zum Stipendium etwas mehr Geld. Ein Mitstudent riet mir, es – wie er selbst – beim Berliner Rettungsamt im Stadtbezirk Prenzlauer Berg als Krankenwagenfahrer zu versuchen. Das gefiel mir, denn ich hatte meinen Praktikumsschock inzwischen verdaut. Ich sprach vor, musste im Hinterhof eine kleine Runde drehen zum Beweis, dass ich einen Barkas-Krankenwagen (Abbildung) fahren konnte und dass ich schon anderweitig Übung mit Personentransporten hatte und wurde angenommen.

Anfang der achtziger Jahre fuhr ich in allen Ostberliner Stadtbezirken im „Dringlichen Medizinischen Hausbesuchsdienst", besonders an den Wochenenden, oft zwei Schichten hintereinander. Manchmal erhielt ich die Anweisung, mit Signal zu fahren, wenn es eilig war oder wenn für eine Unfallversorgung kein „besserer" Einsatzwagen zur Verfügung stand. Der Barkas hupte abwechselnd in zwei verschiedenen Tönen, seine Scheinwerfer und das Rot-Kreuz-Licht über der Frontscheibe gingen an und aus und eine zusätzlich per Hand aufgesteckte Rot-Kreuz-Fahne flatterte im Wind.

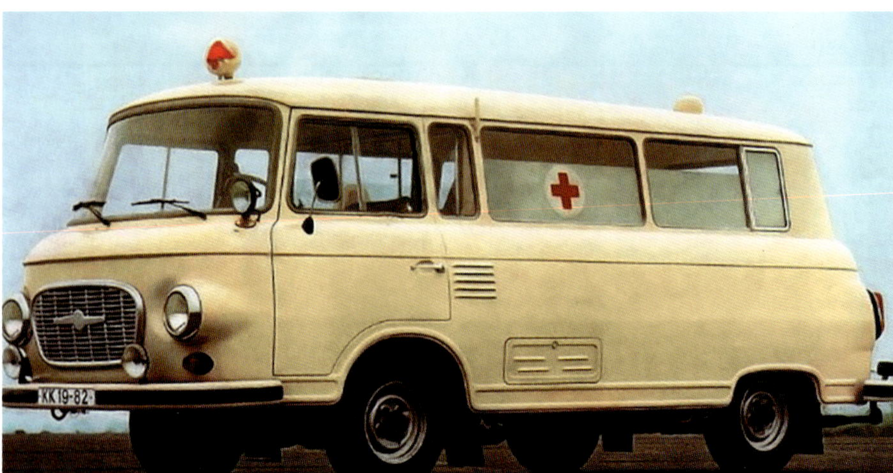

Meine Aufgabe bestand darin, Funksprüche entgegenzunehmen und die mir jeweils zugeordneten Ärztinnen und Ärzte zügig zum Einsatzort zu bringen. Schon bald aber merkte ich, dass manche Mediziner übermüdet vom Dienst kamen und als Haut-, Frauen- oder Kinderärzte kaum aktuelle Notfallerfahrungen besaßen. Und so begann ich, sie zu den Patienten zu begleiten und zu unterstützen. Ich trug den Notfallkoffer, zog Spritzen auf und füllte Rezepte in Latein aus, ohne jemals Latein gelernt zu haben. Ich rannte mit einer Sauerstoffflasche auf dem Rücken zu einem alten Patienten, der leblos aufgefunden wurde, machte Herzdruckmassage, erreichte aber nur, dass einige Rippen brachen. Ich sah, wie man mit einem Faustschlag – ganz ohne Defibrillator – wiederbeleben konnte und musste den unaufhaltsamen Tod eines Mannes erleben, der nach Herzinfarkt trotz aller Bemühungen unter unseren Händen verstarb. Und ich legte immer wieder Verstorbene zurecht, damit eine Untersuchung möglich wurde und der Totenschein geschrieben werden konnte. Man hielt mich gewöhnlich für einen Medizinstudenten. Und wirklich: Ich begann mich zu fragen, warum ich das nicht geworden war.

Lehrjahre

1989 hatte ich die Promotion über „Großstadtvolkskunde" im Fach Ethnographie an der Berliner Humboldt-Universität gerade abgeschlossen.[38] Meine dreijährige Absolventenzeit beim Fachbereich Kulturgeschichte/Volkskunde am Zentralinstitut für Geschichte der Akademie der Wissenschaften der DDR begann. Doch es bahnten sich große gesellschaftliche Veränderungen an. Mit der Schließung der Akademie, der übergreifenden Forschungsinstitution für die DDR, per „Einigungsvertrag" Ende 1991 verblieb ich, „positiv evaluiert", noch einige Zeit in einer Auffanggesellschaft, orientierte mich jedoch nach dem Kennenlernen der westdeutschen Fachkollegen und ihres Anspruchs auf Diskurshoheit endgültig in Richtung Selbstständigkeit – und Medizin.

38 Thomas Scholze: Im Lichte der Großstadt. Volkskundliche Erforschung metropolitaner Lebensformen (= Neue Aspekte in Kultur- und Kommunikationswissenshaft, hrsg. v. Michael Martischnig u. Kurt Luger), Wien u. St. Johann/Pongau 1990.

Ein Studium kam nicht mehr in Frage, jedoch hörte ich vom Beruf des Heilpraktikers. Eine naheliegende Ausbildungsstätte in Berlin war die Paracelsus-Schule in der Charlottenburger Nestorstraße. Ihre damalige Leiterin Herta Tausk, eine freundliche und engagierte Kollegin, die – wie sich später herausstellte – lange vor mir ebenfalls bei Heilpraktiker Wilhelm Quast (1937-2005) in der Knesebeckstraße assistiert hatte, überzeugte mich zunächst einmal davon, dass es möglich sein würde, sich naturheilkundlich ausbilden zu lassen, um dann freiberuflich zu arbeiten. Die Schule gewährte ihren Schülern bei Bedarf Kredite und tat alles, um endlich neues Leben in den Berufsstand zu bringen. Ihr Mauerblümchendasein war beendet, in Berlin hatten Heilpraktiker wieder eine gute Perspektive. Im „alten Westberlin“ hingegen war der Berufsstand oft zur „Beschäftigungstherapie“ für Frauen wohlhabender Familienväter geworden, die sich zu Hause langweilten. Nun aber gab es Kredite zur Existenzgründung als Heilpraktiker, in Ausnahmefällen auch von der Stadt Berlin. Ausscheidende Berufssoldaten bekamen die fachliche Ausbildung sogar seit Längerem finanziert, ich lernte den einen oder anderen später kennen.

Bald saß ich in Vorlesungen, Seminaren und Workshops aller Art. Ich empfand das Ausbildungsniveau als sehr ordentlich und meinen eigenen Studien- und Lehrerfahrungen vergleichbar. Hervorragend waren die kleinen Studierendengruppen, die einen intensiveren Austausch möglich machten, als es bei vielen medizinischen Studiengängen der Fall zu sein schien. Die Paracelsus-Heilpraktiker-Schulen, auch heute noch in vielen deutschen Großstädten vertreten, waren gut ausgestattet. Die Lehrenden waren selbst Ärzte mit jahrelanger Berufserfahrung, manchmal auch mit alternativer Orientierung. Dazu kamen neue Kolleginnen und Kollegen im Gefolge der in Ostdeutschland in allen Bereichen stattfindenden „Abwicklung“, z. B. auch aus der Charité in Berlin-Mitte, bestens medizinisch ausgebildet. Ich absolvierte ein Abendstudium, das an mehreren Tagen in der Woche stattfand und kombinierte das mit verschiedenen Wochenendausbildungen. Ich lernte zwei Jahre lang ausschließlich Anatomie, Physiologie und Pathologie, naturheilkundliche Veranstaltungen und praktische Übungen folgten später, durften aber auch schon parallel besucht werden.

Augendiagnose und praktische Workshops konnte man bei HP Frank Richter belegen, der gleichzeitig in der Schule eine Praxis betrieb. Ohrakupunktur, Chirotherapie, Bioresonanz u. v. m. vermittelte HP Winfried Nadolny (1940-2017), in dessen Praxis ich auch zwei längere Praktika absolvierte. Ab und an aus New York „eingeflogen" kam HP Rudi Schnürch,[39] ein talentierter Ausbilder, der uns vor allem Hypnose beibrachte. Er hatte als Hypnotherapeut jahrzehntelang im bayerischen Rosenheim praktiziert. Regelmäßig bot er seine beliebten Prüfungspaukkurse an, nicht zuletzt auf der Basis seiner langjährigen Erfahrungen als Beisitzer. – An Ähnlichem teilzunehmen würde ich bis heute jeder angehenden Kollegin, jedem Kollegen raten.

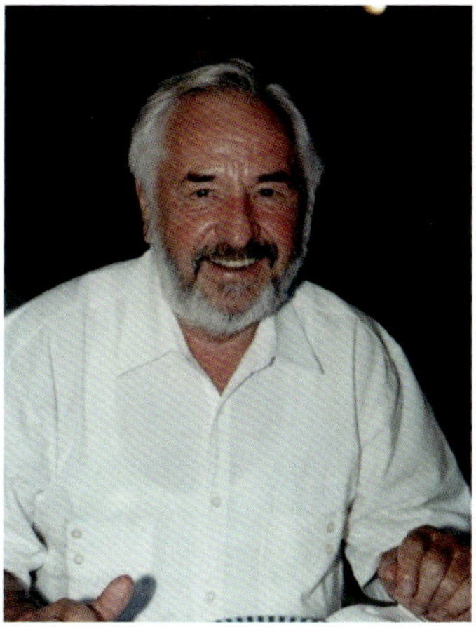

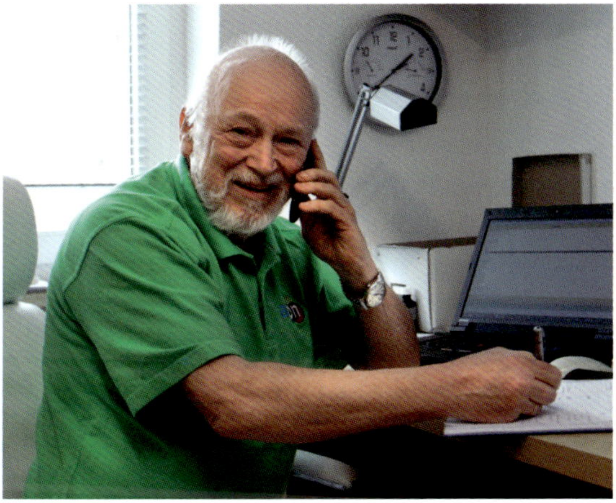

Abb. 13 und 14: (v. l.) Dr. Siegfried Kurtz (2005) und Winfried Nadolny (2016). Mit freundlicher Genehmigung von Dr. Tina Lutsch u. Annett Nadolny.

Eine großartige Kollegialität strahlte auch der mir beim Heilpraktiker-Studium mehr und mehr verbundene Kollege Dr. med. vet. Siegfried Kurtz (1935–2013) aus. Der Oberveterinärrat aus Brück im Hohen Fläming, Landkreis Potsdam-Mittelmark hatte in der DDR zuletzt den

39 Zu Rudi Schnürch, mit dem ich Anfang der neunziger Jahre noch korrespondierte (Brief v. 24.02.1993, Privatarchiv Autor) konnten keine Lebensdaten gefunden werden.

Posten eines Kreistierarztes (heute Amtstierarzt) inne. Infolge eines Arbeitsunfalls – ein Pferd war auf ihn gestürzt – war er körperlich nicht mehr in der Lage, als ambulanter Tierarzt zu arbeiten. Später galt seine Kreistierarzt-Zeit als „staatsnah" und brachte ihm eine „Straf-Rente" ein. Vorab war er in der „Wendezeit" noch aus der Verwaltung „ausgesondert" worden. Und so schlug er sich mit Ende fünfzig zunächst als Pharmareferent durch; später praktizierte er bis weit ins neue Jahrtausend hinein als Heilpraktiker in Brück. Ehemals ein begeisterter Tierarzt wurde er bald ein echter Heilpraktiker mit Herz und Verstand – und viel ostpreußischem Humor, dem Dialekt seiner Kindheit.[40]

„Lehrgeld"

Endlich konnte ich mich zur Heilpraktiker-Prüfung melden – und erfuhr Unerfreuliches. Ich war 1992 der erste Prüfling in Berlin-Köpenick. Es wurde stadtbezirksweise geprüft. Der zuständigen Amtsärztin, einer ostdeutschen Fachärztin für Hygiene, merkte man an, wie wenig sie von der vermuteten neuen Konkurrenz hielt. Eigentlich dürfe man mich gar nicht prüfen, teilte sie am Prüfungstermin überraschend mit, denn ich sei ja anderweitig fest angestellt. Ich sagte ihr, dass diese Durchführungsbestimmung veraltet sei. Die Gesetze kenne man hier schon selber, hieß es, aber man wolle sich noch mal kurz beraten. Ich war nervös geworden, jedoch die Prüfung begann, wenn auch unter Vorbehalt. Ich sah in unfreundliche und verschlossene Gesichter, kein kollegialer Beisitzer, die Fragen prasselten ungerührt auf mich ein. Auf Nachfragen und die Bitte um Präzisierung hieß es: „Fragen stellen wir hier!" Nach zwanzig Minuten war ich so entnervt, dass ich die Prüfung abbrach und wütend den Raum verließ.

Angespannt telefonierte ich noch im Flur des Gesundheitsamtes mit dem Justitiar der Paracelsus-Schule. Diese Prüfung sei ungültig, versicherte er mir, denn sie hätte nicht stattfinden dürfen mit der Maßgabe,

40 Vgl. eine praktikable Modifizierung der Dorn-Therapie zur Selbstbehandlung durch Siegfried Kurtz, die ich gemäß seiner Bitte schriftlich niedergelegt habe, in Co. med., Heft 2/2020, S. 81f.

dass erst hinterher geklärt würde, ob sie rechtens gewesen sei. Das teilte ich der Amtsärztin sofort mit, die inzwischen ein schlechtes Gewissen zu haben schien und meinte, ich könne ja kurzfristig einen neuen Prüfungstermin beantragen. Ich ging grußlos und verzichtete – stillschweigend – auf jede weitere Begegnung mit ihr.

Kurz darauf wechselte ich meinen Wohnsitz nach Berlin-Treptow und meldete mich erneut zur HP-Überprüfung. Diesmal sollte es gelingen. Amtsarzt und Beisitzer waren entspannt und agierten wohlwollend, ich legte die Prüfung mühelos ab, es sei die beste bisher, sagte der Amtsarzt. Bald darauf begann ich, nach einer Assistentenstelle zu suchen.

Meine Assistenzzeit

Eine unter Kollegen bekannte „Größe“ war zu dieser Zeit und bis ins Jahr 2000 hinein der charismatische Heilpraktiker und Ausbilder Wilhelm Quast (1937-2005). Ich wurde mehrmals vorstellig, legte schließlich meine Zulassung vor und durfte anfangen. „Lehrjahre sind keine Herrenjahre“, hieß es, auch nicht mit Doktortitel – und schon war ich mittendrin. Es gab drei Assistenten und einen Oberassistenten, das war Uwe: ein guter Therapeut, der die Praxis auch während Wilhelm Quasts krankheitsbedingter Abwesenheit führte. Er war handwerklich vortrefflich und menschlich angenehm.

Wie viele Heilkundige unseres Berufs kam Wilhelm Quast erst auf Umwegen zur Naturheilkunde. Er studierte einige Semester Bauwesen, bevor er als Arzneimittelvertreter jahrelang den Vorderen Orient und speziell die Türkei bereiste und sich dort für traditionelle Heilweisen zu interessieren begann. 1976 eröffnete er die eigene Praxis. Über den Arbeitsalltag bei ihm könnte man Vieles erzählen. Selten dürfte ein Kollege durch sein spektakuläres Vorgehen, seine Heilerfolge und seine über 250 Assistenten über Jahrzehnte so viel Stoff zur Diskussion geboten haben. Eingeprägt aus den Jahren 1993/94, in denen ich bei Wilhelm Quast assistierte, hat sich mir beispielsweise jene alte Dame, der die Ärzte schon vor Jahren eine schwere Spondylose („Bechterew-Strümpell-Marie-Krankheit“) prognostiziert hatten. Jedoch sie kam Woche für Woche, Jahr für

Jahr in die Praxis und hat das angekündigte Schicksal dadurch erfolgreich verhindert. Merkwürdig erschienen mir auch manche starken Reaktionen von Patienten während der Behandlung, etwa laute Schreie. Ich dachte an eine übermäßige Therapie, getreu dem gelernten Leitsatz, dass es ausschließlich schwacher Reize zur Anregung bedarf. Später habe ich beim eigenen Praktizieren verstanden, dass es unbedingt nötig ist, seelische und emotionale Blockaden zu überwinden, auch, wenn dabei manche gestauten Aggressionen und andere starke Gefühle freigesetzt werden.

Wilhelm Quast war – wie ich später auch – ein überzeugter Reiztherapeut. „*Fotografieren Sie mit den Augen alles ab*", sagte er immer, „*denn nur, was man im Kopf hat, kann man später auch in der eigenen Praxis anwenden.*" Ich habe dann bei ihm Punktlokalisationen und Stichtechniken im Rahmen seiner Spritzentherapie und Akupunktur kennengelernt, die bis heute in keinem Lehrbuch verzeichnet sind. Und ich begriff: Naturheilkunde ist eine einfache und gleichwohl komplexe Heilweise, deren körperliche, geistige und seelische Wirkungen man am besten und eigentlich nur praktisch lernt. Deshalb wurde bei Wilhelm Quast auch jede Assistentin und jeder Assistent selber behandelt, damit sich alle später beim Arbeiten gut in ihre Patienten hineinversetzen konnten.

Der „Chef" und seine Frau, die als „Prinzipalin" lange Jahre den Praxisbetrieb koordinierte, achteten sehr auf Gemeinschaft. Das betraf freilich nicht die verschiedenen „Abreibungen", die jeder bei offensichtlichen Fehlern über sich ergehen zu lassen hatte. Jedoch schon die Praxisküche war irgendwie gemeinschaftsbildend. Dort wurde über politische Alltagskultur diskutiert, wurden Ost- und Westsozialisation in provokanten Gesprächen miteinander verschliffen. In der Küche hielten wir Assistenten uns auf, aßen und tranken, man rauchte noch. Die Patienten erhielten bei den immer mehrstündigen Behandlungen ebenfalls jedes Mal Eintopf, Kartoffelsuppe mit Würstchen oder Nudeln mit Jagdwurst und Tomatensoße, danach einen Salatteller und Zitronenwasser, auf Wunsch auch einen Kaffee, direkt an der Liege. Denn für Körper und Geist war nach chinesischer Regel Reaktionskraft vonnöten und die brauchten in der Praxis alle gleichermaßen.

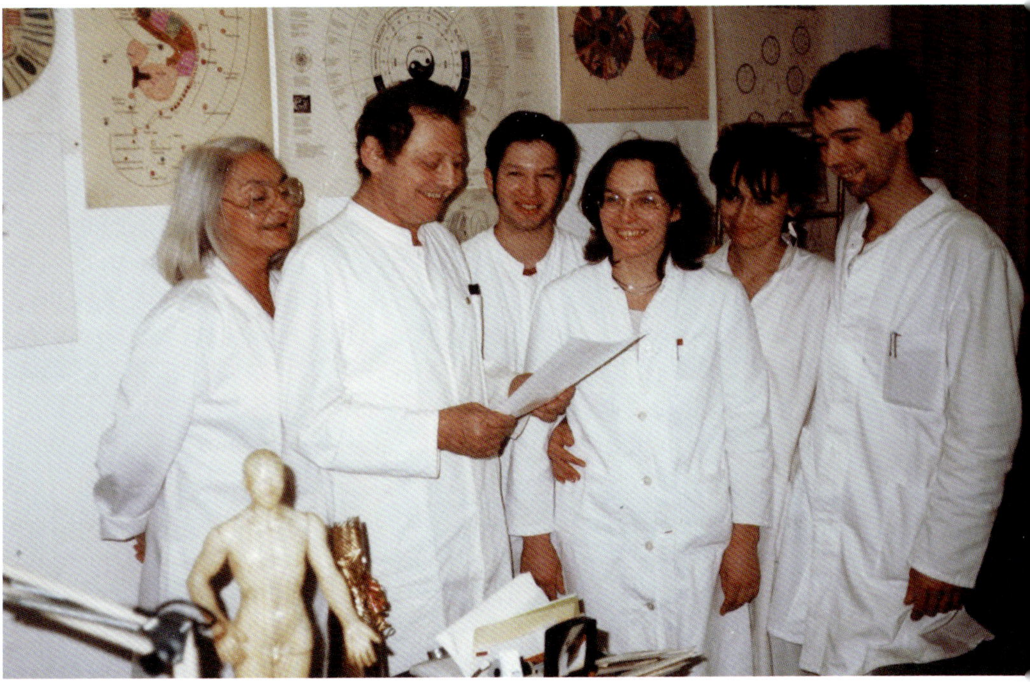

Abb. 15: Links Wilhelm Quast und Frau Ende der 1980er-Jahre im Kreise von Assistentinnen und Assistenten, in der Mitte vorn Herta Tausk, rechts Oberassistent Uwe Reidt (Archiv Autor)

Seine Assistenten lud Wilhelm Quast regelmäßig zu internationalen Abendessen in Restaurants ein: chinesische, griechische, deutsche, türkische, italienische oder spanische Küche. Es waren unvergessliche Abende, an denen Wilhelm Quast im Gespräch ein tiefes menschliches Verständnis für seine Patienten sowie persönliche Zuneigung zu seinen Assistenten offenbarte. Auch sonst kam es durchaus vor, dass er beim Gang durch die Kabinen der Praxis laut sang oder anderssprachigen Patienten durch Weisheiten in ihrer Muttersprache ein Schmunzeln entlockte. Unglaublich erschien mir damals auch die selbstverständliche Art, mit der er mich einmal bei sommernachmittäglicher Hitze in die nächstliegende Kneipe schickte, um fünfzehn halbe Liter Bier zu holen. Patienten und Assistenten, alle kriegten ein großes Bier, um Flüssigkeit nachzufüllen. Das wäre heute sicherlich undenkbar – oder doch nicht?

„Mit Liebenswürdigkeit, Hilfsbereitschaft und Charme haben Sie die Herzen Ihrer Mitbürger gewonnen", schrieb damals der Regierende Bürgermeister von Berlin an Wilhelm Quast – und ich füge hinzu: vor allem mit Kompetenz. Er hatte damit vollkommen recht: Beinahe alles, was ich anfangs in meiner Praxis konnte und anwandte, verdankte ich dieser Assistenzzeit. *„Sie können alles von mir bekommen, was Sie für Ihre eigene Praxis brauchen"*, sagte Wilhelm Quast gern. *„Am Ende gibt's auch einen Tritt in die richtige Stelle, damit Sie ins Berufsleben finden"*, denn länger als ein Jahr sollte niemand bleiben. Ich verabschiedete mich vorsichtshalber zur rechten Zeit.

Wenn ich heute auf den Beginn meines Berufslebens zurückblicke, muss ich noch schmunzelnd an den Heilpraktiker Eckhard Brauny (1909 - ca. 1998) denken, einen damals fast neunzigjährigen Kollegen aus dem sächsischen Ottendorf-Okrilla. Ich interviewte ihn und er schenkte mir eine alte Chiropraktik-Bank. Auf meine Frage, wie es denn bei ihm einstmals begann, um für mich ein paar Schlussfolgerungen zu ziehen, witzelte er: *„Was glauben Sie, was geschah, als ich endlich einen Praxisraum gefunden hatte?"* Ich spitzte die Ohren: *„Na, nichts, es kam kein einziger Patient. Ich brauchte noch Jahre, bis die Praxis lief."*[41]

Tatsächlich kommen heute viele Heilpraktikerinnen aus medizinischen Erstberufen und haben beispielsweise als Pflegerinnen oder Arzthelferinnen schon Erfahrungen im Umgang mit Betroffenen. Deren Mund-zu-Mund-Werbung ist ein guter Start in die eigene Praxis. Ich allerdings begann wie Eckehardt Brauny ganz von vorn. Umso solider aber wird ein Praxisbetrieb werden, wenn er allein auf Erfolge und zufriedene Patienten gegründet ist.

Schließlich ist die kollegiale Weitergabe unseres volksmedizinischen Wissens für den Beruf eine wesentliche Säule unseres Arbeitens. Des-

41 Interview mit Eckhard Brauny, 1995, Privatarchiv Dr. Scholze, Transkript. In der Zeit meiner Ausbildung besuchte ich auch „den Zschornack", einen sorbischen Bauern nahe der Kleinstadt Kamenz. In einer 45-minütigen Sitzung in der Küche beseitigte er den „Hexenschuss" (die Ischialgie) meiner Frau vollständig. Er führte eine geschickte manuelle Dehnung aller Körpersehnen durch, beginnend an den Füßen. Diese heute Skribben genannte Methode der alten Chiropraktiker („Knochensetzer") und Kräuterfrauen funktioniert über die Verminderung einer Druckbelastung in allen Gelenken.

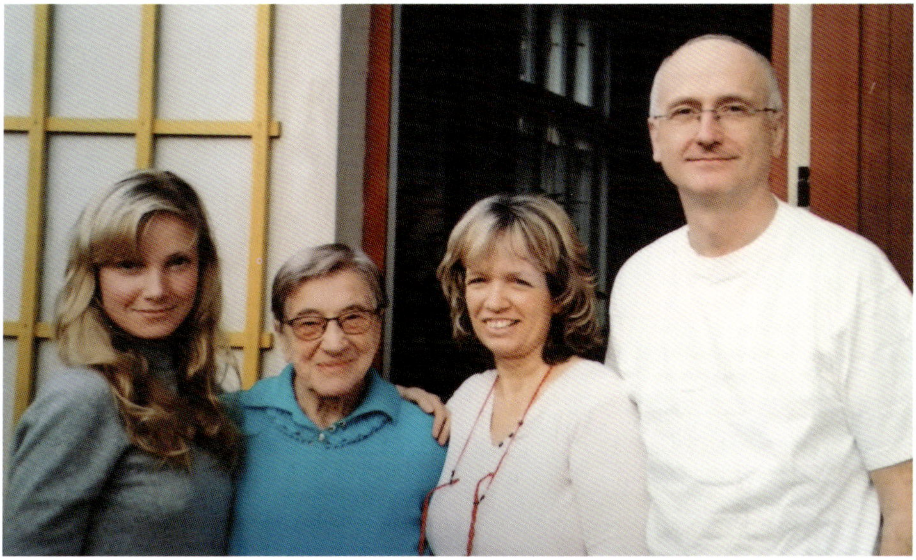

Abb. 16: Im Frühsommer 2019 vor meiner Praxis. Zwischen beiden Assistentinnen meine älteste und langjährigste Patientin mit damals 93 Jahren. Sie wurde fast 98 Jahre alt. (Archiv Autor)

halb bilde ich auch hin und wieder Assistenten bzw. Praktikanten aus, denn ich möchte, dass meine Art zu praktizieren auch anderen offensteht. Dabei gibt es keine finanziellen Schranken, das Praktikum kostet die Praktikanten nichts – nur mich einige Nerven; Praktikanten helfen bei der täglichen Sprechstunde und ich leite sie an. Denn vor allem unmittelbar erworbene Kenntnisse und praktische Fähigkeiten – deshalb auch unsere Berufsbezeichnung – werden zu nützlichen Erfahrungen und sind später in der eigenen Praxis die Grundlage.

Wer heute Heilpraktikerin oder Heilpraktiker ist oder es noch werden will, der steht immer wieder vor der Herausforderung, unseren Berufsstand als traditionellen Teil deutscher Naturheilkunde zu bewahren und modernisiert weiterzuentwickeln. Dazu sollten wir alle beitragen, auch, indem wir die persönlichen Erlebnisse und Geschichten, die uns auf unserem Weg in den Beruf begleitet haben, weitergeben. Erlebte und erzählte Geschichte kann so das Fundament der traditionellen Heilkultur in Deutschland mit festigen helfen.

Bewährte Heilpraktiker-Reiztherapien

„Daran erkenn ich den gelehrten Herrn!
Was ihr nicht tastet, steht euch meilenfern,
Was ihr nicht faßt, das fehlt euch ganz und gar,
Was ihr nicht rechnet, glaubt ihr, sei nicht wahr,
Was ihr nicht wägt, hat für euch kein Gewicht,
Was ihr nicht münzt, das, meint ihr, gelte nicht.“

Mephistopheles[42]

Resonanz durch Humor

„Spiegelneurone ... übermitteln Botschaften von einem Menschen zum anderen, indem sie beim Empfänger eine Resonanz auslösen, die ein Spiegelbild dessen ist, was im Absender vor sich ging.“[43]

Joachim Bauer

Doktor Ernst Ludwig Heim (1747-1834) war an der Wende zum 19. Jahrhundert wohl einer der populärsten Ärzte in Berlin. Seine Praxis lag zunächst in Spandau, später an der Markgrafenstraße in Mitte. Bald wurden jährlich drei- bis viertausend Patienten durchgeschleust. 1776 war er Stadtphysikus, später noch Kreisphysikus des Havellandes geworden und erlangte seine Bekanntheit zudem als Armenarzt, der schon mal

42 Goethe, Johann Wolfgang: Faust. Eine Tragödie. Zweiter Teil, Leipzig 1979, S.16, 4917-4922.

43 Joachim Bauer: Wie wir werden, wer wir sind. Die Entstehung des menschlichen Selbst durch Resonanz, München 2019, S. 85.

die Arzneikosten für einen mittellosen Patienten verauslagte. Er blieb trotzdem bodenständig und wurde 1822 sogar Berliner Ehrenbürger. Sprichwörtlich war sein Witz – bekannt war aber auch seine Grobheit, was bei ihm beides unter Humor rangierte.[44] Ein anonymer Zeitgenosse schwärmte mithin: *„Ein jeder meint, er wär nie krank gewesen, wenn er nur mit dir spricht. Wo du erscheinst, da sind sie schon genesen, so froh macht dein Gesicht."*[45]

Heim wusste, was Not tat und „der Schalk saß ihm im Nacken". Daher sagte man ihm schon mal Folgendes nach: *Eine biedere Frau aus dem Volke erzählte ihm, dass sie sich als Hausmittel gegen Kopfschmerzen immer Sauerkraut auf ihr Haupt lege. „Ich teile das dann so", sagte sie, „wie beim Scheiteln: die Hälfte nach rechts, die Hälfte nach links". „Famos", entgegnete Heim. „Aber vergessen Sie nicht, eine Bratwurst dazwischen zu legen, damit es hilft."*[46]

Die amtliche Medizin machte und macht im Bewusstsein ihrer gesetzlich verankerten und wissenschaftlich begründeten Autorität Krankheiten gern zu einer Tragödie. Sie verschärft damit den ohnehin schon negativen Aspekt dieses „Schicksals", traumatisiert die Betroffenen zusätzlich und droht bei Widerspruch mit den Konsequenzen. Gleichwohl schätzen bis heute viele Patienten die Möglichkeiten dieses Medizinbetriebs, der durch das Kassensystem vorgegeben wird. Sie erwarten vor allem eine hilfreiche Diagnose (meist in Latein) und wollen daran glauben, dass mit dieser Zuschreibung ihre Krankheit und natürlich der Genesungsweg erkannt werden kann.

Folgender Witz gibt zu denken: *Im Krankenhaus macht ein Arzt seine Visite. Er blickt ins „Sterbezimmer" und schaut auf den Patienten. Der öffnet die Augen. „Moribundus!" (lat.: im Sterben liegend), sagt der Arzt und geht. Ein paar Tage später sitzt er in seinem Büro. Einige Patienten verabschieden sich nach Hause. Die Tür geht erneut auf und der Arzt erstarrt. Herein schreitet sein Patient aus dem Sterbezimmer. „Nanu", sagt*

44 https://de.wikipedia.org/wiki/Ernst_Ludwig_Heim (letzter Aufruf 01.07.2019).

45 Birkmayer, Walther; Heindl, Gottfried (o. J.): Der liebe Gott ist Internist oder Der Arzt in der Anekdote, Sonderausgabe der Firma J. D. Broelemann, Bielefeld u. Wien, S. 12.

46 Nacherzählt aus: Ebd., S. 14.

der Arzt überrascht. „Sind Sie tatsächlich genesen?" „Ja, Herr Doktor", ist die Antwort. „Und ich möchte mich bei Ihnen bedanken, dass ich doch noch gesundgeworden bin. Sie waren der Erste, der mir meine Diagnose sagen konnte."

Humor und Krankheit

Der „alte Heim" – so nannte man ihn – soll volksnah und unvoreingenommen gewesen sein. Und natürlich ist Humor immer auch Charaktersache. Im obigen Beispiel allerdings erscheint Heim ganz in der Tradition der Universitätsmedizin, als „der Studierte", der seine Witze auf Kosten der Betroffenen macht. Zwar sollte der wesentliche Teil der Arzt-Patienten-Begegnung das aufklärende, Vertrauen bildende Gespräch sein, aber schon Heims Praxis war offenbar mehr und mehr zur Massenpraxis geworden. Bereits damals hielten Hast und Oberflächlichkeit Einzug, wie sie heute den akademischen Medizinbetrieb begleiten. Tastatur und Bildschirm zum Zwecke einer gerichtsfesten Dokumentation der Sachlage bestimmen oft die wenigen Minuten des Zusammentreffens von Arzt und Patienten.

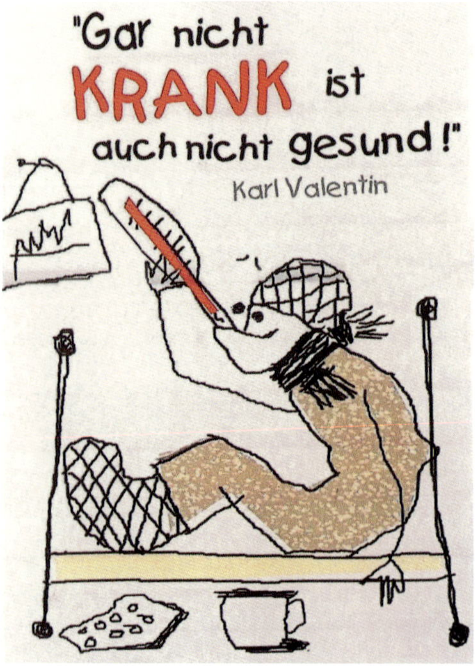

Abb. 17: „Kritzelkarte", Marta Olejko

Lustig ist das nicht. Denn um den oberflächlichen Eindruck zu kaschieren, den die angebliche Sprech"stunde" vermittelt, macht der Arzt die Krankheit gefährlicher als sie ist. Die Konsultation geht zu Lasten des Patienten, das Lachen bleibt ihm im Hals stecken. Vor Schreck wie gelähmt, ähnlich wie das Kaninchen vor der Schlange, akzeptiert er sein offenbares Schicksal. In seiner wie selbstverständlich vorausgesetzten Unwissenheit wird er dann wie bei Heim bisweilen noch für dumm verkauft. Der Behandler suggeriert darüber hinaus Dringlichkeit und mahnt zur Eile. Und der Apotheker hat die verordneten Chemikalien dann gleich parat, was die gefährliche Lage noch zu bestätigen scheint. So aufgescheucht wird der Patient nach Hause entlassen – wenn er nicht vorher rechtzeitig die Flucht ergriffen hat, vielleicht sogar in schwarzen Humor, wie ihn natürlich gerade auch die akademische Medizin seit Jahrhunderten kennt. Ein alter Arzt resümiert: *„Als ich jung war, fürchteten die Kranken mich; jetzt, da ich grau geworden bin, fürchte ich die Kranken.“*[47]

Humor in der Praxis

Ein gutes Verhältnis zwischen Patienten und Therapeuten benötigt einen Humor auf Augenhöhe. Denn ein respekt- und humorvolles Zusammentreffen ist immer auch der Versuch, Distanz zur Krankheit und zur scheinbar wissenschaftlichen Medizin und ihrer Autorität zu schaffen. So kann man Ängste relativieren, den Krankheiten ihre Tragik nehmen, sie einordnen in Alltägliches und alternative Möglichkeiten ihrer Überwindung aufzeigen.

Gern necke ich langjährige Patienten mit der Frage: *„Kennen Sie die erste Regel der Medizin? Sie heißt: Der Patient ist immer schuld“* – an seiner Krankheit sowieso und vor allem an seinen „Rollvenen“. Damit ist die Sache klar: Immer liegt es am Behandler, wenn handwerklich etwas danebengeht. Aber der Motivationsversuch zielt auf den Patienten. Seine Stimmung hellt sich auf und er sieht den Behandler als Berater und Begleiter statt als Bestimmenden. Patient und Behandler verbünden sich, ganz so, wie es der oben genannte Julius Hackethal (1921-1997) prakti-

---

47 Von berühmten Ärzten. 187 Anekdoten aus Memoiren und Briefen gesammelt und erzählt von Eduard Stemplinger (1958), München (Erstauflage 1938), S. 20. Johann Peter Frank (1745-1821), der hier zitiert wird, war Professor der Medizin in Göttingen, Pavia, Wilna (Vilnius) und Wien sowie ein Pionier auf dem Gebiet der Hygiene, der Sozialmedizin und des öffentlichen Gesundheitswesens. Vgl. https://de.wikipedia.org/wiki/Johann_Peter_Frank (letzter Aufruf 05.07.2019).

zierte, den ich auf einem Naturheilkunde-Kongress in Mannheim Anfang der neunziger Jahre des letzten Jahrhunderts noch persönlich kennengelernt habe. Er postulierte eine freundschaftliche Behandlung. Und man könnte hinzufügen, jede gute Freundschaft braucht auch Humor.

Schon der erste Eindruck, die Art, wie Patient und Behandler das erste Mal aufeinandertreffen, ist entscheidend. Immer locker und zumeist froh gestimmt, anstatt missmutig-angestrengt und womöglich noch voller Selbstmitleid, so trat schon mein Lehrmeister Wilhelm Quast (1937-2005) vor seine Patienten. Wenn er gefragt wurde, wie es ihm ginge, antwortete er immer: *„ganz ausgezeichnet“*, obwohl sein entzündliches Rheuma – das er sich nach eigener Aussage durch eine Unvorsichtigkeit bei der Behandlung eines infizierten Patienten zugezogen hatte – schmerzhaft und seine Gelenkzerstörungen ziemlich weit fortgeschritten waren. Gern erfreute er alle Anwesenden – seine Behandlungsräume hatten lediglich durch Vorhänge abgetrennte Kabinen – mit humorvollen Einlagen oder sang türkische Lieder in der Muttersprache mancher seiner Patienten.

Viel lernen über die Bedeutung unseres nonverbalen Kommunizierens, über Spiegelung und Resonanz, kann man von Joachim Bauer, wenn er schreibt, dass „jede zwischenmenschliche Begegnung zu einem Transfer von Selbst-Elementen führen“ kann. *„Dass Lebewesen fremde Elemente aufnehmen und zu einem Teil ihres Selbst machen, ist also ein nicht nur in der Welt der sozialen Neurowissenschaften und der Psychologie, sondern in der gesamten Biologie weitverbreitetes Phänomen.“*[48]

Den Patienten seriös gegenübertreten, aber dabei doch offen und humorvoll auf sie zugehen, das ist meiner Meinung nach das A und O auch aller Heilbehandlung. Dahingehend muss ein Behandler viel mehr geben und geben können, als der zu Behandelnde. In den bürokratischen Ablauf des Praxisalltags integriert, ergeben sich viele Gelegenheiten, den Patienten humorvoll mitzunehmen.

---

48 Bauer, Joachim (2019): Wie wir werden, was wir sind. Die Entstehung des menschlichen Selbst durch Resonanz, München, S. 106.

Humor portionsweise

In den Schilderungen zu Heim ist schon deutlich geworden, was gemeint ist: *„Wo du erscheinst, da sind sie schon genesen, so froh macht dein Gesicht.“* Ein Behandler sollte seine Patienten in ihren Leiden von Beginn an ernst nehmen und dabei Vertrauen, Herzlichkeit und Optimismus gleichsam natürlich ausstrahlen. Denn gerade beim Heilpraktiker halten übergroße Hoffnung und Skepsis sich anfangs die Waage. Häufig empfängt einen schon im Warteraum eine ernste Miene und ein fragender Blick, denn die „tragische“ schulmedizinische Diagnose steht. Ein kräftiger Händedruck, ein freundliches Wort lösen manche Spannung sofort. Zu eventuellen Begleitpersonen des Patienten sollte man im Warteraum also nicht sagen: *„Sie müssen hier warten! Ich muss Ihren Angehörigen zuerst mal alleine sprechen!“* Viel besser ist es, zum Patienten gewandt, festzustellen: *„Nanu, Sie haben sich ja Verstärkung mitgebracht. Wenn Sie wollen, können Sie zusammen ins Sprechzimmer kommen.“* Das wird die Spannung sofort lösen und der Patient kann aussuchen, was er für gut hält. Der Behandler hat mithin nichts zu verbergen.

In der Anamnese wird mancher Patient endlich einmal alles erzählen wollen, was ihn bedrückt. Ihm ist es ernst, Zuhören und Verständnis tun not. Ärztliche Befunde werden erklärt, Laborbefunde eingeordnet. Hier sollte der Heilpraktiker zeigen, dass er das ärztliche Handwerk zu interpretieren versteht und dass er darüber hinaus noch mehr kann, nämlich: Naturheilkunde, eine großartige Möglichkeit, durch Ankurbelung der Selbstheilkräfte doch noch gesund zu werden. *„Sie haben jetzt noch einmal die gleiche Chance wie beim Arzt, gesund zu werden, also noch einmal 100 %“*, sage ich beispielsweise meinen Patienten. *„Das ist doch sehr viel und ich kenne eine Menge Patienten, bei denen das gut funktioniert hat.“*

Wie schon erläutert, bildet bei mir die Augendiagnose das Herzstück der Diagnosestellung. Denn hier wird die Konstitution des Patienten, werden seine Stärken und Schwächen offenbar. Er fühlt sich und seine Krankheit erkannt. Hier trifft er auf jemanden, der alternativ noch einen Weg weiß, wie man wieder gesundwerden kann. Das entspannt die Situation erheblich und mancher kann bei der Auswertung schon wieder lächeln. Denn meist wird er von mir die Sätze hören: *„Da kann ich Ihnen sehr gut helfen. Zwar erfordert unser gemeinsamer Weg etwas Anstrengung, doch ‚Humor ist, wenn man trotzdem lacht'."*

Ich arbeite mit einer Vielzahl von Reiztherapien, verwende Spritzen, setze Quaddeln, arbeite mit dem Verfahren nach Carl Baunscheidt (1809-1873)[49], nutze verschiedene Akupunkturformen, gebe Schröpf- und Bürstenmassagen, gebrauche Reizstrom und Infusionen. Es piekt allerorten und körperliche Reaktionen sind deutlich wahrzunehmen. Das trifft nicht immer bei jedem die Erwartung an Naturheilkunde. Insbesondere dauerhaft in Anspannung befindliche Konstitutionen, zu finden sowohl bei Blau- als auch Braunäugigen, reagieren auf Schmerz gern mal mit noch größerer Verspannung. Zumeist ist der Patient eine derartige körperliche Behandlung vom Arzt nicht gewöhnt, er muss das erst erklärt bekommen, um sich darauf einlassen zu können. Dies begleitend zu befördern, dafür sind Scherze sehr geeignet. Wenn ich etwa bei einem Patienten schon Vertrauen gewonnen habe, sage ich gern einmal: *„Ich bin heute wieder so sanft wie eine Planierraupe."* Oder: *„Wenn die Akupunkturnadel, die ich eben am Rücken gesetzt habe, jetzt beim Hinlegen am Bauch wieder herauskommt, habe ich was falsch gemacht."* Natürlich achte ich dabei sehr genau darauf, bei wem welche Scherze angemessen sind.

Wenn dann die Stimmung nach mehreren Behandlungen allmählich steigt, die Kleidung des Patienten statt dunkler Töne mehr bunte Farben aufweist, das Vertrauen gewonnen ist, kann man schon mal einen echten Witz einflechten. Ich kann mir zwar nur wenige merken, jedoch ein politischer Witz, auch ein frivoler oder ein makabrer wirken je nach Situation zumeist auflockernd: Gut geht in Berlin immer der politische

---

49 Der Westfale Baunscheidt, nach dem noch heute in Bonn eine Straße benannt ist, entwickelte Mitte des 19. Jhs. seinen „Lebenswecker" und das Oleum Baunscheidtii. Seine Hautreiztherapie ist bis heute empfehlenswert. Ihre Ursprünge liegen bei den brasilianischen Eingeborenen. Als umtriebiger Mechaniker konstruierte er auch eine Milchpumpe und einen künstlichen Blutegel. Erst mit seinem Lebenswecker und den dazu veröffentlichten Büchern aber wurde er reich und berühmt. Er dichtete: „Sei kein Medizintopflecker, bist du krank, vergieß kein Blut; brauche nur den Lebenswecker, der macht alles wieder gut." Dosch, Tobias: Carl Baunscheidt und der Baunscheidtismus. Entwicklung und Grundlagen eines Naturheilverfahrens (Schriftenreihe Erfahrungsheilkunde, Bd. 22), Heidelberg 1978, S. 8-17, Gedicht S. 7. Vgl. auch Baunscheidt, Carl: Das Auge, seine Krankheiten und deren Heilung durch den Baunscheidtismus, Bonn 1877, 5. Aufl., S. 72.

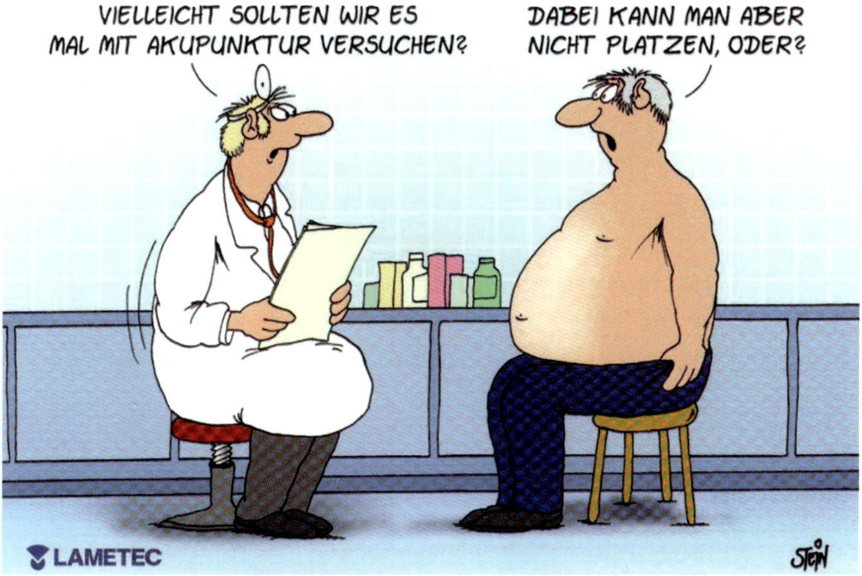
VIELLEICHT SOLLTEN WIR ES MAL MIT AKUPUNKTUR VERSUCHEN?
DABEI KANN MAN ABER NICHT PLATZEN, ODER?
LAMETEC
STEIN

Abb. 18: Witzkarte, Cartoon von Uli Stein (Lametec / inauris, Catprint Media Gmbh, Nummer 0307)

Witz, zum Beispiel: *Walter Ulbricht geht an der Berliner Mauer entlang, plötzlich steht da ein Junge und weint und weint. „Ja, Junge, warum weinst du denn so?" fragt er. „Ach", sagt der; „Opa, da drüben meine Schwester, auf der anderen Seite der Mauer, die ist blind und wir sind getrennt." Ulbricht: „Na, dann lass sie doch hierher zu dir kommen." Junge: „Opa, ich habe gesagt, sie ist blind und nicht blöd!"*[50]

Wir wissen es alle: *„Wie man in den Wald hineinruft, so schallt es heraus."* Ein lockerer und freundlicher Behandler, der Humor hat, wird zunehmend auf Patienten treffen, denen die Angst vor der Krankheit schnell abhandenkommt, die optimistisch und gut gelaunt sind, weil ihnen geholfen wird. Nebenbei erhält auch der Behandler positive Resonanz, was sich auf seine eigene Seele, auf seinen Geist und Körper ebenfalls gesunderhaltend auswirkt.

---

50 Scholze, Thomas; Blask, Falk: Halt! Grenzgebiet! Leben im Schatten der Mauer, Berlin 2006 (3. durchgesehene u. erweiterte Aufl.), S. 117 (mündliche Weitergabe während der Feldforschung).

Humor im Alltag

Reiztherapien führen schon mal zu blauen Flecken auf der Haut von Patienten. Dies ist bei Frauen etwas häufiger der Fall, oft wissen die Betroffenen das selber. Frauen haben weniger Kollagen als Schutzschicht der kleinen Blutgefäße, bilden zudem Östrogen, das deren Wände schwächt und sie weitet. Gewollte blaue Flecken erzeugt auch das Trocken-Schröpfen. Aber sogar nach dem Ziehen der meist sehr dünnen Akupunkturnadeln kann es ungewollt nachbluten, blaue Flecken können entstehen. Das ist kein Problem, denn so wird nebenher die unspezifische Körperabwehr aktiviert, indem das Blut im Gewebe wieder abgebaut und so über mehrere Tage eine lokal heilende Aktivität veranlasst wird. Auf den vorsichtigen Hinweis der Patientin, sie habe zu Hause überraschend einen blauen Fleck vorgefunden und ob der gewollt gewesen sei, sind kleine Scherze durchaus hilfreich. Etwa: *„Ich glaube, Sie müssen mal ihren Heilpraktiker wechseln."* Und sie haben schon mancher ein Lächeln ins Gesicht gezaubert.

Nicht so leicht erträgt mancher die Nasenreflexzonenbehandlung, auf die ich im nächsten Kapitel genauer eingehe. Dabei bringe ich ein kleines, mit Reizöl benetztes Stäbchen tief in die Nasengänge ein und massiere durch Drehen vorsichtig. Währenddessen, wenn tiefe Emotionen hochkommen, schweigt man besser oder verhält sich mitfühlend gegenüber dem Patienten. Hinterher ist ein kleiner Scherz oft gut dazu geeignet, den „Schock" etwas tiefer zu hängen, damit beim nächsten Mal die Genehmigung für diese Therapie von den Patienten auch wieder erteilt wird: *„Trinkgeld und Geschenke direkt beim Therapeuten, Beschwerden draußen bei der Oberschwester!"*

Bis vor einigen Jahren konnte die „große Neuraltherapie" nach Ferdinand Huneke (1891-1966), modifiziert nach dessen Meisterschüler Peter Dosch (1914-2005) von uns Heilpraktikern ausgeübt werden.[51] Ich setzte damals einer meiner ersten Patientinnen eine Injektion „hinter das

51 Sie ist heute wegen der aktuellen Forderung nach bildgebenden Verfahren während der Therapie sowie durch die Einschränkung bei der Verwendung von Procain nicht mehr anwendbar.

Auge“, an das Ganglion ciliare. Schon von diversen Aus- und Fortbildungen wusste ich allerdings von der Kalamität eines recht häufig auftretenden, retrobulbären Hämatoms, da man eine Miniblutung selten ganz vermeiden kann. Trotzdem sah ich die Notwendigkeit – die Indikation bestand und die Patientin war einverstanden. „*Sie werden hoffentlich mit einem blauen Auge davonkommen*“, flachste ich. Später erzählte sie mir folgende Geschichte: „*Ich fuhr nach Ihrer Behandlung am nächsten Morgen mit der S-Bahn in die Stadt zur Arbeit. Bisschen peinlich war mir das schon, denn ich hatte ein ‚blaues Auge‘. Die Dame, die mir gegenübersaß, sah mich auch die ganze Zeit über ernst und mitleidig an. Dann erhob sie sich zum Aussteigen, beugte sich zuvor aber schnell noch zu mir herab und sagte: ‚Das müssen Sie sich nicht gefallen lassen. Da gibt es Selbsthilfegruppen!‘*“ Dieser gut gemeinte Rat aus einer falschen Annahme heraus entbehrt doch nicht einer gewissen Komik und zeigt auch, wie unlösbar die medizinischen Fragen doch mit unserem Alltagsleben verbunden sind. Ich erzähle diese Geschichte immer wieder mal, wenn mir „vorwurfsvoll“ blaue Flecke gezeigt werden.

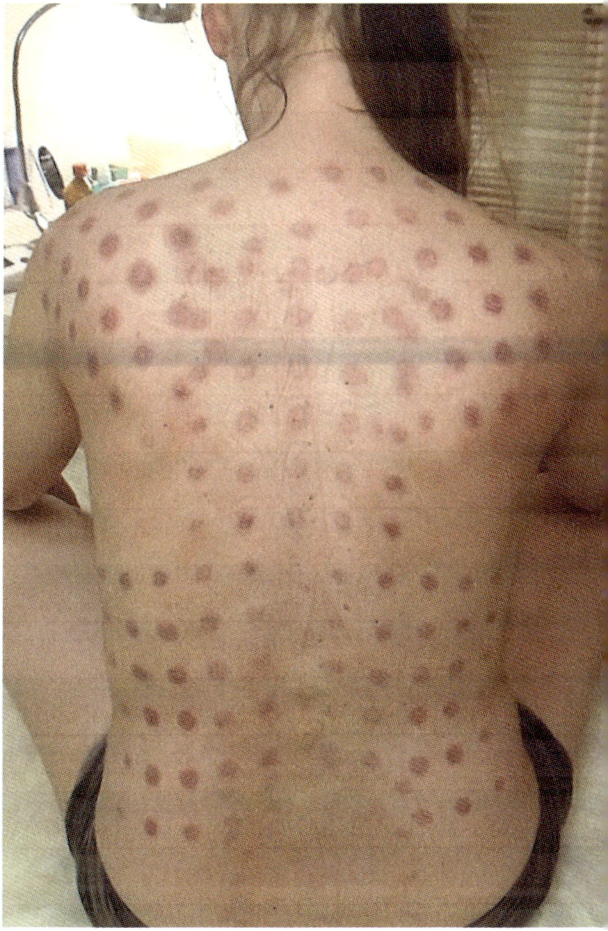

Abb. 19: Patientin nach Verwendung einer „Schröpfmatte“ am Rücken bei sensibler Haut (Archiv Autor)

Zurück zum „alten Heim“: Der eigentliche Witz seiner kulinarischen Auslassungen zu Bratwurst mit Sauerkraut liegt woanders als zuerst vermutet. Der „Dumme“ war hier nämlich der beliebte Professor selber, der sich mit der alternativen Medizin offenbar zu wenig auskannte, aber ein guter Esser und Verehrer der deutschen Küche gewesen zu sein scheint.

„Sauer macht lustig“, diese volkstümliche Redewendung enthält viel Wahrheit. Sie zielt auf die Grimassen, die mancher vor Schreck beim Essen zieht. Sind dann Zitronen oder Sauerkraut die Verursacher, erfährt auch der Körper eine gewisse „Heiterkeit“. Denn beides wird nach der Nahrungsaufnahme schnell basisch verstoffwechselt und dient so seiner Entsäuerung. Wir brauchen insbesondere Basen, um gesund zu bleiben. Schon die Behandlung mit Kohlblattumschlägen ist dafür bekannt, dass sie gegen Entzündungen speziell auch der Gelenke, bei Gefäßkrämpfen, Neuralgien oder auch gegen Migräne wirkt, indem dem Körper ausscheidungspflichtige Stoffe unmittelbar entzogen werden. Kohl wirkt darüber hinaus kühlend und beruhigend. Sein Saft sorgt für eine tiefgreifende Reinigung des Bindegewebes.[52] Und dieses Bindegewebe, der Transitraum für viele unserer Zellsäfte ist die Quintessenz des Heilgeschehens. Milchsauer vergorener Kohl, also Sauerkraut, gegessen oder als Auflage gebraucht, wirkt wegen der darin enthaltenen organischen Säuren vor allem entsäuernd und somit regulierend auf den Säure-Basen-Haushalt des Körpers. Dass eine solche einfache und preiswerte Entsäuerung über die Kopfhaut direkt schmerzhemmend wirken, also auch Kopfschmerzen unmittelbar lindern kann, lässt sich absolut nachvollziehen.[53]

52 Bekannt auch unter Namen wie Pischinger-Raum, Grundsystem, extrazelluläre Matrix usw.

53 Das hat schon der schweizerische Botaniker Camille Droz (1866-1939) vor über 100 Jahren erprobt und in einem kleinen Heftchen festgehalten: Von den wunderbaren Heilwirkungen des Kohlblattes, Les Geneveys-sur-Coffrane 1997, 21. Aufl., S. 80. Droz schildert die Wirkungen bei bakteriellen und viralen, Haut- oder rheumatischen Erkrankungen, Diabetes, Migräne, Asthma usw. (S. 16).

Im Fokus: Unsere Nase

> *Als noch das erste Menschenpaar vergnügt*
> *im Paradiese war, da brauchte es kein*
> *Taschentuch – die Welt war voller Wohlgeruch.*
> *Darin, mit ungeschneuzten Nasen,*
> *der Adam und die Eva saßen.*
>
> Eugen Roth[54]

„*Nun stecken Sie Ihre Nase doch nicht überall rein*", hat manchem eine schlagfertige Nachbarin vielleicht schon mal „empfohlen". Die Nase – und damit meine ich den eigentlichen Vorsprung im Gesicht – sitzt unübersehbar an herausragender Stelle. Der Volksmund – wenngleich er gern etwas übertreibt – hat ihre Bedeutung längst erkannt. Und wer sich, wie die Nase, an prominenter Stelle befindet, dem gebührt eine herausragende Rolle: „*Immer der Nase nach*", hört man daher noch heute manchmal auf die Frage, wo es denn langginge. Schlimm nur, wenn man dabei auf Leute trifft, die man „nicht riechen" kann. Trotzdem sollte man die Nase nicht „zu hoch" tragen, denn wer hochhinaus will, kann tief fallen. Auch den scharfzüngigen Wilhelm Busch hat die Nase gereizt: „*Sehr erheitert uns die Prise, vorausgesetzt, dass man auch niese.*"[55] Und damit ist die augenfälligste Funktion der Nase angesprochen, nämlich das Niesen. Wie weiter unten zu sehen sein wird, besitzt die Nase darüber hinaus eine sehr gut für die Reiztherapie nutzbare Topografie.

Auf die Hilfe seiner Nase als emotionales und Sinnesorgan möchte niemand verzichten. Immer wieder – und nach der Corona-Krise verstärkt – kommen Patienten zu mir, die als eines der ersten Gesundheitsprobleme nennen, nicht mehr richtig riechen und damit auch weniger schmecken zu können. Dahinter kann sich einiges an Krankheiten ver-

---

54 Eugen Roth, Das Taschentuch, in: Das große Eugen Roth Jubiläumsbuch 2003, S. 155.
55 Busch, Wilhelm: Das dicke Busch-Buch, hrsg. v. Wolfgang Teichmann, Berlin 1985 (5. Aufl.), S. 419.

bergen, wenngleich man nicht zuvorderst an Epilepsie, degenerative Gehirnerkrankungen oder Tumoren denken muss. Meist sind es allgemeinere Ursachen wie Veränderungen in der Nase und ihren Nebenhöhlen, hervorgerufen oft durch akute und chronische Infektionen, immer häufiger auch durch Allergien. Nicht selten befördert dann jahrelange regelmäßige Nasenspraybenutzung eine „Vertrocknung" des mit Schleimhaut ausgekleideten Naseninneren.

Mindestens jeder zweite Patient hat heute nach meiner Erfahrung schon leichte Probleme allein mit der Nasenatmung. Plötzlich kriegt man abends beim Schlafengehen schlechter Luft durch die Nase, kann nicht mehr ein- oder durchschlafen und schnarcht zum Schrecken der Angehörigen wie ein Sägewerk. Das Herunterfahren von Stresshormonen wie Adrenalin oder Cortison führt zusätzlich zur Erschlaffung der Atemwege, die sich in der nächtlichen Ruhephase verengen.

Anfangs sollte versucht werden, der Atembehinderung mit volksmedizinischen Mitteln zu Leibe zu rücken. Man kann nachts kurzzeitig aufstehen, etwas hin und her gehen, also den Aktionsnerv (Sympatikus) einschalten. Gut ist auch, kühle Luft am offenen Fenster einzuatmen oder ein kaltes Getränk hinten am Gaumen herab rieseln zu lassen. Ein feuchtkaltes Tuch in den Nacken gelegt hilft ebenfalls. Bewegung weitet die Atemwege und schaltet den Sympatikus kurzfristig wieder ein. Der kleine Kältereiz regt die Blutgefäße in der Nasenschleimhaut an, sich zusammenzuziehen und diese schwillt auf natürlichem Wege ab. Danach kann man oft mit geschlossenem Mund wieder einschlafen.

Wo das nicht mehr hilft, wird gern der Hals-Nasen-Ohren-Arzt konsultiert. Er wird gegebenenfalls eine Atemwegsbehinderung mit dem Hinweis auf eine „merkwürdig" oft auftretende Verkrümmung der Nasenscheidewand feststellen. Er gibt zunächst standardmäßig Nasentropfen zu Schleimhautabschwellung. Wo solch Allgemeinbefund und die gefäßverengende Dosis – weil immer öfter verabreicht – nicht mehr genügen, da drohen zusätzlich Cortison-Sprays oder sogar eine Nasenscheidewandoperation. Letztere kann manchmal über Jahre hinweg Linderung verschaffen, zumal neben der durchgeführten „Fensterung" atemhemmende Schleimhautverdickungen an den Nasenmuscheln mit beseitigt werden. Zur wirklichen Gesundung führt das allerdings nicht, weil die Nasenschleimhaut in der Folge Narbengewebe bildet und nach Jahren doch wieder anschwellen kann. Darüber hinaus sind die tiefer liegenden Wechselbeziehungen der Nasenproblematik aus naturheilkundlicher Sicht damit weder erkannt noch behandelt.

Anatomie oder Topografie: Welches Ass sticht?

Bei der fachärztlichen Untersuchung wird vor allem die Bedeutung der Nase bei der Geruchserkennung, als Resonanzorgan für die Lautbildung und besonders als Haupteintrittspforte der Atemluft gewürdigt. Damit hat die Nase im Verhältnis zu anderen Körperregionen ihre Besonderheiten, bleibt aber als lokaler Akteur unspektakulär. Als Empfangsstation für Düfte nimmt sie immerhin eine unverzichtbare Sinnesfunktion wahr, die vom Riechzentrum in der oberen Nasenmuschel bis ins olfaktorische System des Riechhirns reicht, wo der Geruch identifiziert wird.[56]

Hauptsache also „man kriegt Luft“ und riecht etwas, damit ist die Rolle der Nase gemeinhin schon erschöpft. Die Schleimhaut sollte noch feucht und glatt, nicht trocken, borkig oder angeschwollen und ohne Infektionen, Entzündungen oder Polypen sein. Ein Ansatz, der lediglich berücksichtigt, dass die Nase wie der ganze Körper aus gemeinsamen Strukturen wie Haut und Schleimhaut, Knorpel und Knochen, Blutgefäßen und Nervengeweben aufgebaut ist.

Jedoch nicht nur die äußere Nase hat als Topografie Bedeutung für die Reiztherapie durch Akupunktur. Sondern gerade zwischen dem Naseninneren, der Nasenschleimhaut und verschiedenen Körperregionen besteht eine enge gegenseitige Einflussnahme. Als Schlüsselorgan für Therapien zur Abmilderung oder gar Behebung verschiedenster körperlicher Störungen wird der Nase in dieser Art keine Beachtung geschenkt.

56 Vgl. die anatomisch-physiologischen Gegebenheiten genauer bei Waldeyer, Anton; Mayet, Anton: Anatomie des Menschen. Für Studierende und Ärzte dargestellt nach systematischen, topographischen und praktischen Gesichtspunkten. Teil 2, Berlin u. New York 1986 (15. neubearb. Auflage), S. 179ff. u. 390.

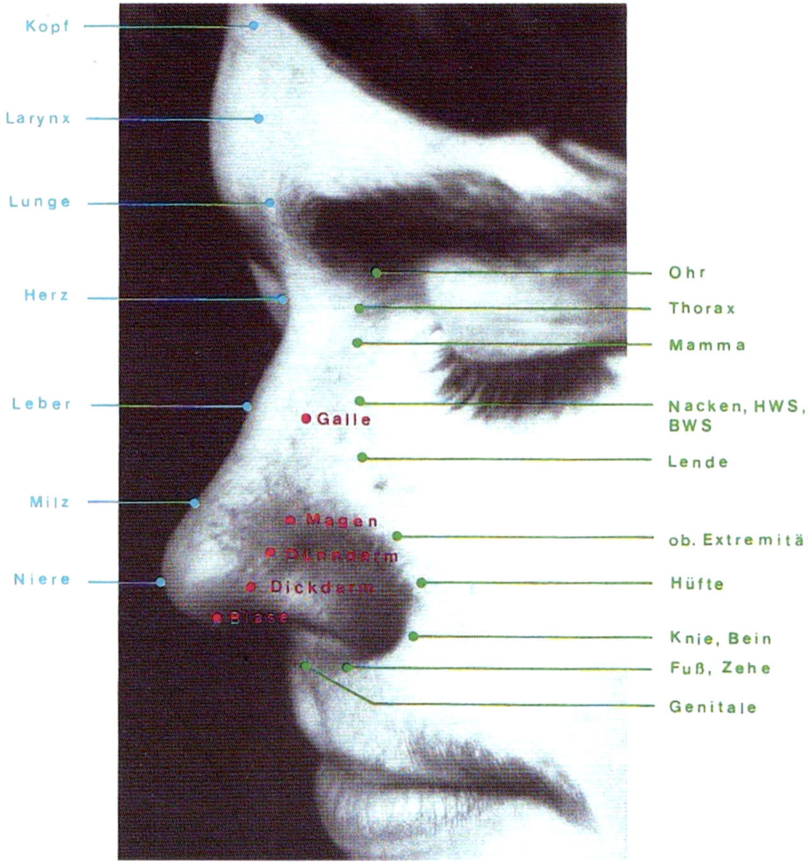

Abb. 20: Akupunkturpunkte der äußeren Nase (Nasotherapie)

Das sicher schon sehr alte Wissen um die Bedeutung der Nase in die Neuzeit zu überführen und therapeutisch zu nutzen, hatten sich schon vor über hundert Jahren aufgeschlossene Ärzte zum Ziel gesetzt. Sie wussten gut über verschiedene komplexe Zusammenhänge im Körper Bescheid und haben die recht praktisch angelegten Forschungen in Richtung Nasenreflexzonentherapie hoffnungsvoll vorangetrieben.

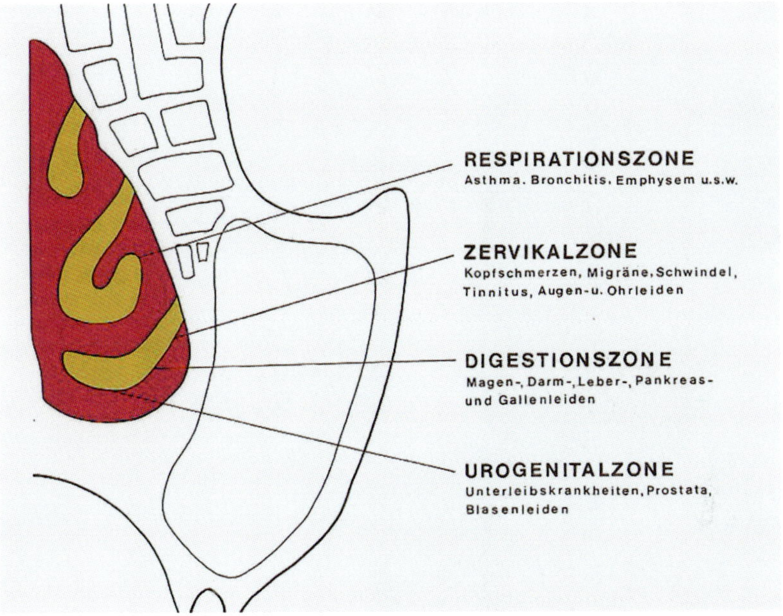

Abb. 21: Reflexzonen der Nasenschleimhaut [57]

Zur Geschichte der Nasenreflexzonentherapie

Gewissermaßen als „Vater" der Nasenreflexzonen-Erforschung um die Wende zum 20. Jahrhundert muss der in Berlin-Tiergarten praktizierende Physiologe und HNO-Arzt Wilhelm Fließ gelten. Als zeitweilig enger Freund und Vertrauter Sigmund Freuds (1856-1939) entwickelte er nicht nur eine heute in naturheilkundlicher Sichtweise noch gebräuchliche Lehre vom menschlichen Biorhythmus. Gemeint ist eine periodisch auf- und abschwellende, körperliche, geistige und seelische Belastbarkeit jedes Menschen zwischen Geburt und Tod. Damit lässt sich der Zeitpunkt einer Behandlung, Operation usw. ins Verhältnis zum Körperzu-

57 Abb. 20 und 21: Gleditsch, Jochen M.: Reflexzonen und Somatotopien als Schlüssel zu einer Gesamtschau des Menschen. WBV Biologisch-medizinische Verlagsgesellschaft MBH, 4. Aufl., Schorndorf 1983, S. 49 u. 50.

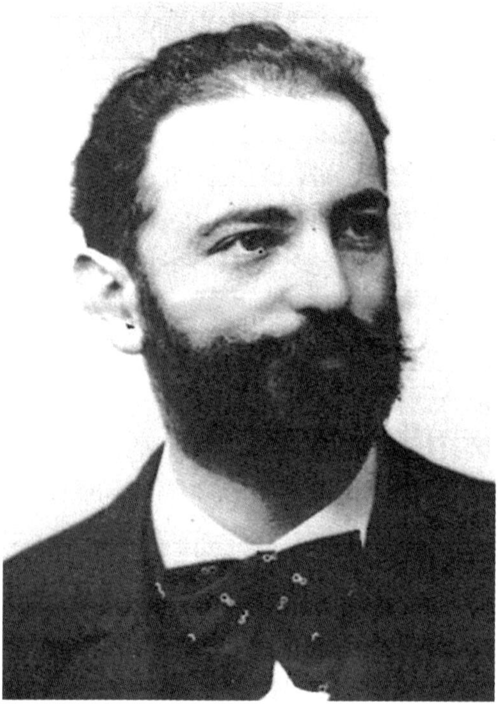

Abb. 22: Wilhelm Fließ (1858-1928) [59]

stand setzen. Vor allem rückte Fließ die „Beziehungen zwischen Nase und weiblichen Geschlechtsorganen" ins Licht der medizinischen Öffentlichkeit. Er begriff die „nasale Reflexneurose" als ausschlaggebende Störung, durch die gewisse organische Krankheiten verursacht würden.[58]

In seiner Tradition interessierten sich Fachkollegen immer wieder für solche Zusammenhänge. So publizierte in den zwanziger Jahren des vorigen Jahrhunderts der Hannoveraner Hals-Nasen-Ohrenarzt Aderhold Fröse (1869-1941) über die Nase und das vegetative Nervensystem. Der Frauenarzt Alfred Koblanck (1863-1928) vom Berliner Virchow-Krankenhaus schrieb ebenfalls über die Nase als diesbezügliches Reflexorgan. Lange zuvor, schon 1893 hatte Fließ seine Erkenntnisse zum Spektrum möglicher Einflussnahmen durch Nasenbehandlung auf den ganzen Körper zum Erstaunen der Ärzteschaft zusammengefasst: Nach ihm schien die unbehandelte „nasale Reflexneurose" Störungen zumindest „in den Functionen des Kopfes, der Athmungsorgane, des Herzens, des Magen- und Darmtracts und des Uterus" zu verursachen.[60]

58 Fließ, Wilhelm: Die Beziehungen zwischen Nase und weiblichen Geschlechtsorganen. In ihrer biologischen Bedeutung dargestellt, Leipzig u. Wien 1897.

59 Wikipedia (Aufruf 30.10.2023).

60 Ders.: Neue Beiträge zur Klinik und Therapie der nasalen Reflex-Neurose, Wien 1893, S. 4. Vgl. Fröse, Aderhold: Der Nasentrigeminus und das vegetative Nervensystem, Hannover 1927 oder Koblanck, Alfred: Die Nase als Reflexorgan des autonomen Nervensystems, Berlin u. Wien 1930.

Das daran geknüpfte Verständnis einer Nasenreflexzonentherapie beruhte allerdings auf einer operativen Behandlung. Man versuchte, wie in der Nachauflage von Koblancks Buch 1958 zu lesen, durch genaue Inspektion „nervöse Schwellungen“ zu finden und zu beseitigen. Diese Verödungen geschahen entweder wie schon bei Fließ durch Elektrolyse, durch „Cocainisierung“ (Pinselung mit 10 %iger Kokainlösung), durch Ätzung mit Trichloressigsäure oder eben durch die operative Abtragung von Schleimhaut.[61]

Zwar hatte man damals noch den Blick auf das jeweilige Zielorgan in anderen Körperregionen gerichtet, jedoch führte dieser medizinische Ansatz nicht zu einer naturheilkundlichen Denk- und Arbeitsweise. Vielmehr kann sie als Weg zu der bekannten operativen Naseninnenraumentkernung begriffen werden. Ein immer noch gebräuchliches Vorgehen, bei dem die Nase vor allem als Atmungsorgan mit spezieller Anatomie Aufmerksamkeit erhält.

In der zweiten Hälfte des 20. Jahrhunderts erlebte die nasale Reflexzonentherapie eine Renaissance. Ärzte mit Interesse an Natur- und Erfahrungsheilkunde trafen sich 1961 in Ulm, um sich über den Einsatz ätherischer Öle auszutauschen. Einer der Teilnehmer, der seit 1946 in Niedersachsen praktizierende Allgemeinmediziner und Landarzt Niels Krack (1915-2007) brachte dann 1975 ein schmales, aber bahnbrechendes Buch heraus, das er mit „Nasale Reflex-Therapie mit ätherischen Ölen“[62] betitelte. Es fasste den Stand der Forschung und Praxis für die letzten Jahrzehnte zusammen und empfahl eine Massage der inneren Nase mit einer speziellen, damals handelsüblichen Ölmischung. Seither gilt Niels Krack als Reformer und Pionier der jüngeren Nasenreflexzonentherapie.

Heute gibt es noch pflanzliche Nasenpflegesalben, in denen nützliche Wirkstoffe enthalten sind, sowie Nasenreflexzonenöle als Apothekenmischungen. Man kann sie für eine sanfte Massage des Naseninneren verwenden. Die Strategie aber, über die Nasenreflexzonen Wirkung auf den

61 Koblanck, ebd., 2. Aufl., Ulm 1958, S. 46ff.
62 Krack, Niels: Heidelberg 1992 (5. Aufl.).

Körper zu erzielen, hat sich in der Naturheilkunde der Heilpraktiker erhalten. In diesem Sinne stehen sowohl mein ehemaliger Lehrer Wilhelm Quast (1937-2005) als auch ich in dieser Tradition.

Liebe Patientin, lieber Patient,
bitte lesen Sie diese Gebrauchsinformation aufmerksam, weil sie wichtige Informationen darüber enthält, was Sie bei der Anwendung dieses Arzneimittels beachten sollen. Wenden Sie sich bei Fragen bitte an Ihren Arzt oder Apotheker.

Gebrauchsinformation

Nasen-Reflex-Öl stark

Zusammensetzung: 100 g Öl enthalten:
Arzneilich wirksame Bestandteile: Zitronenöl 34,0 g; Eukalyptusöl 33,5 g; Minzöl 10,0 g; Kampfer 9,5 g.
Sonstige Bestandteile: mittelkettige Triglyceride; Melissenöl; Anisöl; Rosmarinöl; Salbeiöl.
Originalpackung 50 ml Öl zum Einbringen in die Nase.

Anwendungsgebiete:
Akute und chronische Nasennebenhöhlenentzündung, Nasenschleimhautentzündung (Rhinitis), Erkältungen.

Gegenanzeigen:
Wann dürfen Sie Nasen-Reflex-Öl stark nicht anwenden?
Bei Säuglingen und Kleinkindern darf Nasen-Reflex-Öl stark nicht im Bereich des Gesichtes, speziell im Bereich der Nase angewendet werden.
Nasen-Reflex-Öl stark darf bei geschädigter Haut, z. B. bei Verbrennungen, nicht angewendet werden.

Dosierungsanleitung:
Die folgenden Angaben gelten, soweit Ihr Arzt oder Heilpraktiker Nasen-Reflex-Öl stark nicht anders verordnet hat. Bitte halten Sie sich an die Anwendungsvorschriften, da Nasen-Reflex-Öl stark sonst nicht richtig wirken kann.
Soweit nicht anders verordnet, wird dreimal täglich eine geringe Menge Öl in das Naseninnere eingebracht und leicht eingerieben.
Nasen-Reflex-Öl stark kann im Rahmen einer Nasen-Reflex-Therapie nach Niels Krack angewendet werden.

Abb. 23: Ehemaliger Beipackzettel Nasen-Reflex-Öl (Archiv Autor)

Das Geheimnis der „Nasenbuckel"

Ein Patient, der mit Atmungsproblemen in meine Praxis kommt, wird natürlich schon in der Anamnese von seinen Schwierigkeiten mit der Nase berichten, die ich oben angedeutet hatte. Allein mir genügt oft bereits ein Blick ins Gesicht, um schon vorher Bescheid zu wissen. Denn eine chronisch belastete Nase mit geschädigter Nasenschleimhaut ist rein äußerlich sofort gut erkennbar.

In meiner Arbeit über die „Nasale nach Wilhelm Quast" habe ich 2005 erstmals dieses antlitzdiagnostische Phänomen beschrieben,[63] das ich später als „Nasenbuckel" (nach Dr. Scholze) bezeichnet habe.[64] In der Praxis findet man sie außerordentlich häufig: die „Nasenbuckel"; zwei oft symmetrisch erscheinende Schwellungen beiderseits des Nasenrückens, unmittelbar über den Nasenflügeln – nicht immer so deutlich zu sehen wie auf der folgenden Abbildung. Sie zeigen manchmal auch schon bei Kindern eine bestehende Funktionsstörung der inneren Nase an, die geschädigte Schleimhaut hat reagiert. Fragt man beim Patienten nach Nasenproblemen, wird dies meistens bejaht, wenngleich nicht immer Beschwerden als störend empfunden werden.

Die Ursachen des Phänomens sind leicht zu erklären: Ein Organ, dass seine Arbeit nicht mehr schafft, tendiert dazu, sich zu vergrößern und verschafft sich dabei mehr Raum. Hat die Nasenschleimhaut Schwierigkeiten, die ihr eigenen Aufgaben zu erfüllen und ist sie bereits entzündlich aufgequollen, wird sich die darüber liegende Hautzone leicht anheben. Dieser Vorgang lässt sich ähnlich begreifen wie beim Herzen, das schon bei energetischen Mangelzuständen einen dezent tastbaren

63 Vgl. Scholze, Thomas: Die Nasale nach Wilhelm Quast. Behandlung der Nasenschleimhaut als naturheilkundliche Schlüsseltherapie. In: Naturheilpraxis mit Naturmedizin. Fachzeitschrift für Naturheilkunde, Erfahrungsheilkunde und biologische Heilverfahren, Jg. 58, 2005, Heft 4, S. 564-576. Die Studie erhielt 2004 den Stiftungspreis der Stiftung Deutscher Heilpraktiker.

64 Eines der besten Lehrbücher unserer Zeit schrieb der Heilpraktiker und Autor Hans-Dieter Bach (1948-2019). Im Buch „Äußere Kennzeichen innerer Erkrankungen. Lehrbuch und Farbatlas für Pathophysiognomie und visuelle Diagnostik", Tutzing 1991 (4. Aufl.), wies er bereits auf „fleckenförmige, geringfügige Rötungen neben den seitlichen Nasenpartien" hin und sah sie in Verbindung mit „oft chronisch-entzündlichen Nasen-Nebenhöhlen- oder Stirnhöhlenprozessen" (S. 301).

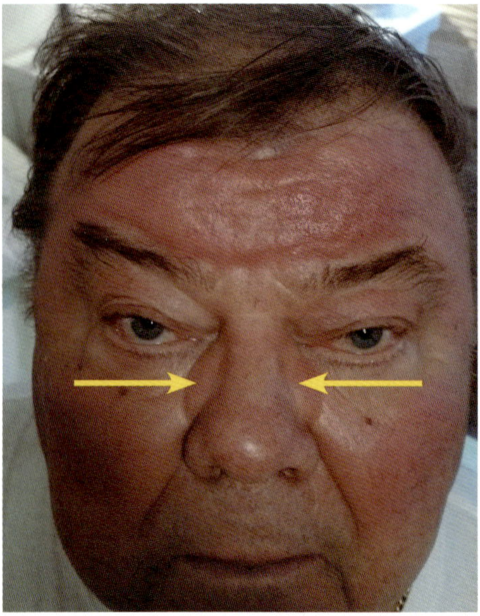

Abb. 24: Patient, 75 Jahre (Archiv Autor)

„Herzbuckel“[65] bilden kann. Auch unsere sprichwörtlich „mit ihren Aufgaben“ wachsende Leber – gemeint ist eine zunehmende Belastung – kann einen „Leberbuckel“ erzeugen.

Das gesamte Funktionsspektrum der Schleimhaut im Körper ist heute noch immer ein großes Geheimnis, auf das die Nasenbuckel hinweisen. Der lokale Blick auf einzelnen Schleimhautbezirke genügt schon lange nicht mehr. Sie muss als ein zwar auch Inseln bildendes, aber doch großes und einheitliches Gesamtorgan gesehen werden, dass die Hauptzentren des Körpers wie Atmungs-, Verdauungs- und Urogenitaltrakt durchzieht und beeinflusst. Und umgekehrt nehmen diese Körperregionen wiederum Kontakt (nicht nur) zur Nasenschleimhaut auf und teilen Störungen dort gewissermaßen mit. Der durch Nasenreflexzonentherapie praktizierte Gedanke, dass man diese Wechselbeziehungen therapeutisch nutzen kann, ist erprobt und empfehlenswert.

Eine beliebte Frage, die Wilhelm Quast seinen neuen Assistenten zur Probe immer wieder einmal stellte, war: *„Wie viele Schleimhäute hat der Mensch?“* Man begann im Schweiße seines Angesichts zu zählen: *„Nasenschleimhaut, Bronchialschleimhaut, Magenschleimhaut, Darmschleimhaut...“.* Nach längerer Assistenzzeit wusste man die erwartete Antwort: *„Nur eine. Und alle Schleimhautzonen telefonieren miteinander“*, fügte Quasts Oberassistent gern erklärend hinzu.

---

65 Der „Pschyrembel“ (Klinisches Wörterbuch 2011, 262. Aufl., Berlin u. New York 2010) kennt ihn als „thorakale Vorwölbung durch Herzvergrößerung“ (S. 855). Man sieht oder tastet ihn aber auch ohne messbare Herzvergrößerung. Die Naturheilkunde kennt ebenfalls einen sichtbaren „Leberbuckel“.

Nase zu! Was nun? Die Praxis der Nasenreflexzonentherapie

Als ich 1992/93 meine Assistenzzeit beim Heilpraktiker Wilhelm Quast ableistete, erlebte ich seine erstaunlichste Therapie, die er gern als seine „Nasale“ bezeichnete. Dabei saß der Patient, bekam eine dünne Kunststoffschürze umgebunden und auf seinen Knien lag Zellstoff. Der Behandler, nachdem er vorher den Ablauf erklärt hatte, trat an den Patienten heran, stützte mit einer Hand dessen Hinterkopf und setzte mit der anderen eine nadellose, aber gefüllte Spritze mit dem Konus dicht an jedes Nasenloch. Vorab war eine spezielle Mischung aus lauwarmem Wasser, Minzöl und pflanzlichen Tropfen aufgezogen worden. Auf ein Zeichen des Patienten und während seiner Ausatmung wurde der Spritzeninhalt zügig in jedes Nasenloch appliziert und lief bei nach vorn gebeugtem Kopf ebenso schnell wieder heraus. Danach wurden zwei wattierte Reizstäbchen vorsichtig eingeführt. Anschließend zündete der Behandler die – heute außer Handel befindliche – „Unisol-Heilsonne“, eine Lichtbogenlampe und richtete sie auf die Nasenwurzel des Patienten. Nun war es die Aufgabe eines Assistenten, den Niesreflex durch geschicktes Drehen des Stäbchens in der Nase herbeizuführen und so oft wie möglich auszulösen. Schleim und gegebenenfalls Eiter begannen verstärkt abzulaufen. Nach einer halben Stunde war alles beendet und die gereizte Naseneingangsumgebung wurde mit etwas Zinkpaste versorgt.

Wilhelm Quasts „Nasale“ führte ich zu Beginn meiner Praxistätigkeit häufig durch. Auch Niels Krack, der mit mir im hohen Alter von über 90 Jahren zu Anfang des neuen Jahrtausends noch korrespondierte, war begeistert von dieser Weiterentwicklung seiner Therapie. Allerdings bin ich heute aus praktischen Gründen im Wesentlichen wieder zur Kracks Nasenreflexzonentherapie mit ätherischen Ölen zurückgekehrt. Die spezielle „Nasale“ verwende ich noch bei Fällen mit stark zugeschwollenen Nasengängen etwa durch eine akute Pollenallergie, bei chronischen Nebenhöhlenprozessen, bei Schäden durch überlangen Nasentropfengebrauch oder überhaupt bei Behandlungsblockaden im Atemwegs- und Immunbereich.

Die Nasenreflexzonenmassage begleitet viele meiner Behandlungen. Sie lässt sich am liegenden oder sitzenden Patienten sehr einfach durchführen. Ich verwende Bio-Wattestäbchen, die aus Papier gefertigt sind. Sie werden kurz in „mein" Nasenöl eingetaucht und anschließend unter leichtem Druck und Drehen nacheinander in alle drei Nasengänge eingeführt. Insbesondere an den drei Nasenmuscheln im vorderen Nasenbereich (Abb. 25) verweile ich länger, sie sind die wichtigsten Zonen. Richtig ist es, wenn man alle Nasengänge bzw. die Nasenmuscheln mit der Massage erreicht. Nicht immer ist das schon am Anfang der Therapie möglich, denn das Naseninnere ist häufig angeschwollen. Die beste zeichnerische Darstellung, wie man sich die Nasengänge mit den darin liegenden Massagestäbchen vorzustellen hat, stammt von Niels Krack selber:

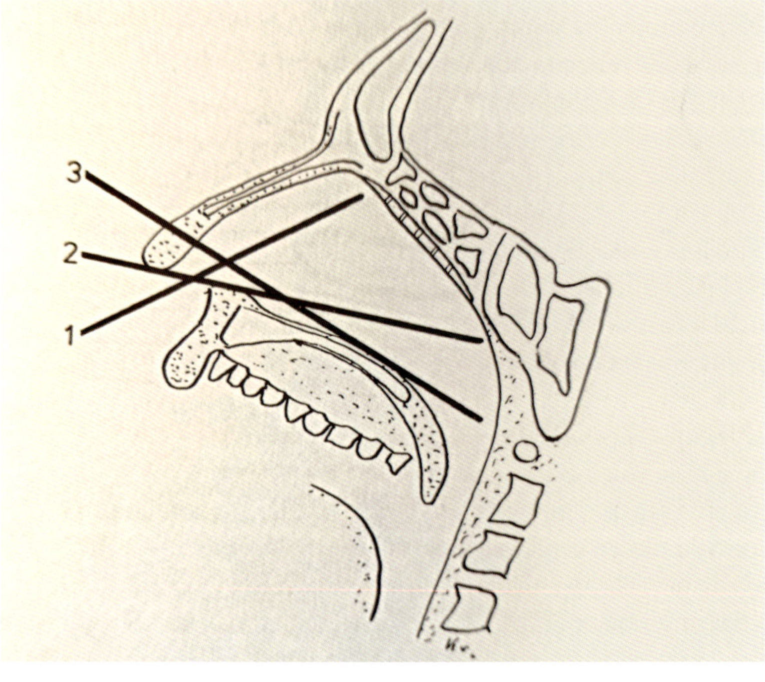

Abb. 25: 1 zeigt den Verlauf des oberen Nasengangs, parallel zum Nasenrücken; 2 den mittleren Nasengang Richtung Schädelbasis/1. Halswirbel; 3 den unteren, Richtung 7. Halswirbel. Die Nasenmuscheln befinden sich etwa da, wo sich die Stäbchen kreuzen. [66]

66 Aus: Krack, Niels: Nasale Reflex-Therapie mit ätherischen Ölen, 5. Aufl., Haug Verlag 1992, S. 120.

Die Reaktionen der Patienten sind vielfältig. Man hört Lachen und Weinen, die Augen tränen und hinten im Rachen läuft Schleim herunter. Alle psychischen und körperlichen Reaktionen sind erwünscht. Besonders aber wird das In-Gang-Setzen des Niesreflexes angestrebt. Niesen heißt Abschwellung, Lösung von Ablagerungen und deren Ausscheidung. Der Heilprozess beginnt mit einer Entgiftung, die Regeneration der Nasenschleimhaut wird angeregt. Allergien bessern sich, die Atmung normalisiert sich und auch die reflektorisch mit dem Naseninneren verbundenen Organsysteme erhalten Heilimpulse. Allerdings kann es anfangs bei stark vorgeschädigter Nase sein, dass der Öl- und Massagereiz die Schleimhäute kurzfristig kräftiger anschwellen lässt. Jedoch gibt sich dies nach mehreren Anwendungen, die auch für diese Therapie nötig sind, wieder vollständig. Eine nur einmalige Nasenreflexzonenbehandlung reicht für eine stabile Heilreaktion nicht.

Die wunderbare Ölmischung

Schon Niels Krack war es wichtig, vor allem Mikroben sowie Pilze hemmende, pflanzliche Öle für seine Nasenreflexzonenmassage zu verwenden. Auch Sekretlösung und -ausscheidung sowie Blutgefäßstabilisierung wurden angestrebt. Denn deren bessere Durchlassfähigkeit wirkte krampflösend und schmerzstillend. In dieser Tradition verwende auch ich eine neu zusammengestellte Ölmischung.[67] Sie enthält auf der Basis von neutral-reizarmem Sesamöl weitere Substanzen wie Zitrus-, Eukalyptus-, Melissen-, Sternanis-, Rosmarin-, Kampfer-, Salbei- und Minzöl.

Die Wirkungen von Rhinoflexal sind vielfältig: Einen hormonellen Aspekt haben Pflanzen wie Anis oder Melisse, die gern auch in Stilltees Verwendung finden. Denn die oberen Nasengänge verlaufen in unmittelbarer Nähe der Hirnanhangsdrüse (Hypophyse), einer Hormondrüse, deren Reizantwort erwünscht ist. Bemerkenswert ist ebenfalls die gute resorbierende Wirkung des Kampferöls speziell für den Atemwegsbe-

---

67 Diese zusammen mit der Kollegin HP Susanne Wedemeyer aus Kollmar entwickelte Mischung stellt die „Apotheke zum weißen Schwan“, Berlin-Rahnsdorf, unter dem Namen „Rhinoflexal“ her.

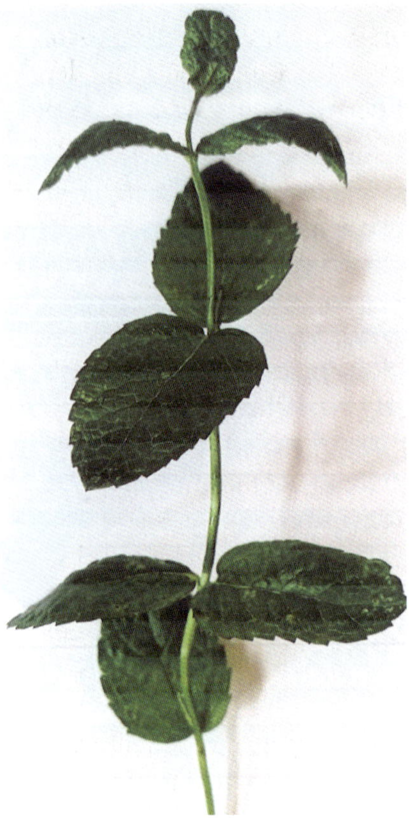

Abb. 26: Pfefferminze (Autor)

reich. Aber von ausschlaggebender Bedeutung für eine komplexe Wirkung ist das beigemischte Minzöl.

In Europa kommen fünf Arten der Minze wild vor: die Acker-, Wasser- und Poleiminze, die Grüne und die Pfefferminze, auch Hausminze genannt. Minzen gehören somit zur uns unmittelbar umgebenden Natur, sind Lebewesen im gleichen Biorhythmus. In der Volksmedizin wurde Minze unter anderem zur Krampfstillung im Unterleibsbereich (bis hin zur Geburtserleichterung) und zur Behandlung von Oberbauchorganen wie Magen, Darm oder Galle benutzt. Darüber hinaus wirkt Minze nervenstärkend, „klärt" den Kopf, wirkt gegen Hämorrhoiden und Nasenbluten, regelt die Mensis und kann sogar als Aphrodisiakum Verwendung finden.

Der Arzt und spätere Industrielle Gerhard Madaus (1890-1942) hat all dies sehr verdienstvoll in seinem dreibändigen Pflanzenlehrbuch zusammengestellt: „Den wirksamsten Bestandteil des Minzöls bildet das Menthol, das erregend auf Vasomotoren- und Atemzentrum und auf den Herzmuskel wirkt, während die Erregbarkeit des Zentralnervensystems etwas herabgesetzt wird. Auch die die Kälteempfindung leitenden Nervenendigungen werden erregt, so daß bei Einwirkung des Menthols auf die Haut und Schleimhaut ein erhebliches Kältegefühl auftritt... Durch Minderung bzw. Aufhebung der Schmerzempfindung erzeugt Menthol eine – allerdings auf die oberen Hautschichten beschränkte – lokale Anästhesie. Im Munde verursacht es Reizung und Speichelfluß, dagegen verringert es die Sekretion der Nasenschleimhaut. Es wirkt antiseptisch, antiviral und hemmt in einer Verdünnung von 0,1 % das Wachstum der meisten Bakterien. Das Menthol wird mit der Galle ausgeschieden, ein Vorgang, der sicherlich am Zustandekommen der galletreibenden Wirkung beteiligt ist und bei genügend hoher Konzentration eine desinfizierende Wirkung in den Gallenwegen erzeugen kann." [68]

Über den Schleimhauteffekt

Die von Gerhard Madaus aufgelisteten Wirkungen des Minzöls, die sich auf langjährige Erfahrungen vieler naturheilkundlicher Therapeuten stützen, sind nur ein Erklärungsmuster für den Heileffekt der Nasenreflexzonentherapie. Festzuhalten ist auch der enge anatomische Zusammenhang zwischen dem Naseninnenraum und dem Gehirnnerven Nervus Trigeminus sowie der Hirnanhangsdrüse. Aber es gibt offenbar auch eine direkte Verbindung zum Lymphsystem und zu verschiedenen Organbereichen. Deshalb kann davon ausgegangen werden, dass ein weiteres körpereigenes Kommunikationssystem an den Prozessen beteiligt ist – und das ist unsere Schleimhaut.

Die Schleimhaut entstammt in ihrer Entstehung dem inneren Keimblatt (Entoderm), einem Teil des „Baumaterials" bei der Entwicklung des Menschen. Aus ihm bilden sich besonders die oberflächlichen Zellschichten des Körpers, deren Aufgabe die Aufnahme und Verarbeitung verschiedener Stoffe ist. In der Folge aber erschöpfen sich die medizinischen Kompendien und beschreiben Schleimhaut im Wesentlichen als Auskleidungen lokaler, innerer Hohlräume. Gemeint sind Riech-, Mund- oder Rachenschleimhaut, die Schleimhaut von Magen, Darm oder Galle, der Blase oder der Gebärmutter. Ein Grund dafür dürfte sein, dass anatomisch gesehen in der Schleimhaut kein homogenes Organ erkannt wird und somit kein übergreifender funktioneller bzw. Kommunikationszusammenhang zu bestehen scheint.

---

68 Madaus, Gerhard: Lehrbuch der Biologischen Heilmittel, Bd. 2, Abteilung 1: Heilpflanzen, Hildesheim und New York 1979 (Reprint von 1938), S. 1875.

Das aber wird nach meiner Erfahrung der Bedeutung dieser Körperstruktur nicht gerecht. Denn man kann die Schleimhaut entsprechend ihrer Entstehung aus nur einem Keimblatt als einheitliches Gesamtorgan begreifen. Dieses hat sich mit dem Größenwachstum des Menschen lediglich über den ganzen Körper (auch inselartig) ausgebreitet. So wird erklärlich, worauf die Nasenreflexzonentherapie samt ihrer historischen Vorläufer Einfluss nimmt: mindestens auf alle Körperbereiche, in denen sich Schleimhaut befindet.

Die Annahme einer komplexen „Funktionseinheit Schleimhaut" wird untermauert durch vielfache Beobachtungen in der täglichen Praxis.[69] So ist die Krankengeschichte eines 37-jährigen Patienten dokumentiert, der seit dem Ende der Pubertät unter chronisch wiederkehrenden Entzündungen der Nase (Rhinitis) und ihrer Nebenhöhlen leidet. Aus der Familie bekannt ist eine entzündliche und in Schüben verlaufende Erkrankung des Darmes (Morbus Crohn), auch bei allen dreien seiner Geschwister. Dieser Patient nun berichtet über eine regelmäßige Beteiligung der Mundschleimhaut (Schwellung, Rötung, Schmerzen) jeweils bei beginnendem Schnupfen sowie über eine ebenfalls empfindliche Magenschleimhaut im Sinne kurzzeitigen massiven Durchfalls, die nur in Verbindung mit dem Schnupfen auftreten und sich in kurzer Zeit wieder spontan zurückbilden. Auch bei diesem Patienten zeigen sich sulzige Schwellungen am Nasenrücken, sogenannte Nasenbuckel.

Noch zu erwähnen ist, dass die Wechselwirkung zwischen der Reizsetzung in der Nase und der Reizreaktion am Organ keine Einbahnstraße ist. Eine Rückantwort aus dem Organbereich ist selbstverständlich und führt wieder zur Schleimhautreaktion bis hin zur Rückbildung von Nasenbuckeln, wenn das noch möglich ist. Umgekehrt kann ein jahrelang gestörtes Organ eine verstopfte Nase, vielleicht sogar eine Pollenallergie, zumindest aber Nasenbuckel hervorrufen. Dies zu erkennen und mittels der Nasenreflexzonenmassage zu therapieren, kann, wie Wilhelm Fließ bereits vor über hundert Jahren gezeigt hat, eine heilende Wirkung

69 Das nachfolgende Beispiel stammt von meiner Kollegin und Diplom-Biologin HP Susanne Wedemeyer. Ihr danke ich auch für die fachlich-kritische Durchsicht dieses Buches.

entfalten. Das Schleimhautorgan mit seinem entwicklungsgeschichtlich einheitlichen Gewebe kommuniziert also in beide, vielleicht sogar in noch mehrere Richtungen. Die Frage bleibt unbeantwortet, wie genau und über welche Transportwege (Bindegewebe, Hormone, Lymphe, Blut usw.) das „Telefonieren" der Schleimhaut im Detail vor sich geht.

Wo hilft Nasenreflexzonentherapie?

Nach all dem ist es ziemlich offensichtlich, worauf eine Nasenreflexzonentherapie Einfluss nehmen kann: 1. Auf den Kopf- und Halsbereich, auf alle dort ablaufenden akuten und chronischen Entzündlichkeiten, Drüsen- oder Geruchsstörungen, Hautaffektionen, allergischen Reaktionen, sogar auf Kopfschmerzen und Schwindel; 2. Auf den Atemwegs- und Lungenbereich und dortige allergische und Entzündungsprozesse sowie Funktionsstörungen; 3. Auf den Verdauungsbereich und alle zugeordneten Organe wir Leber, Galle Bauchspeicheldrüse, die durch Gänge damit verbunden sind, auch auf ein nahrungsallergisches oder Immungeschehen im Darm, auf dessen Bakterienbesiedelung oder sogar auf Hämorrhoiden sowie 4. auf den Urogenitalbereich, also auf Störungen weiblicher und männlicher Keimdrüsen, Blase und Gebärmutter, auf Menstruationsbeschwerden und hormonelle Störungen, Pilzbefall und sonstige Schleimhautveränderungen.

Damit ist einiges Grundsätzliche möglicher Einflussnahmen der Nasenreflexzonenmassage genannt. Sicher wird jeder Behandler noch seine eigenen Erfolgsbereiche finden und kann dabei wie ich mit dem täglich angewandten Öl seine speziellen Erfahrungen machen: Als ich einmal bei einer privaten Feier zu spät erschien, sagte die Gastgeberin, die meine verschiedenartigen Ölmischungen schon mal erlebt hatte: *„Ich glaube, jetzt ist er da, ich kann es riechen!"*

Ein schwieriger Fall [70]

Die Patientin, Jahrgang 1953, kam selber aus einem medizinischen Beruf. Sie litt seit ihrem zehnten Lebensjahr an Heuschnupfen. Mit Anfang dreißig bekam sie Asthma bronchiale, wurde allergisch auf Hausstaub und Meerschweinchen getestet und hatte immer wiederkehrende Entzündungen des Gehörgangs auf beiden Seiten, oft mit eitrigem Ausfluss und akuten Schmerzen. Es bestand ein latenter Reizhusten und über der Lunge hört man trockene Rasselgeräusche. Nasenbuckel waren vorhanden. Die Gesamtdiagnose ergab eine chronische Bronchitis auf allergischer Grundlage mit starker nervlicher Komponente, diverse Organschwächen und Regulationsstörungen.

Die Patientin wurde vier Monate lang beinahe wöchentlich je zwei Stunden lang behandelt. Im Zentrum der Behandlung standen anfangs akute Symptome wie Reizhusten, häufiger Luftmangel, schleimiger Auswurf sowie Angst vor Luftnot. Bereits beim zweiten Termin erhielt sie eine erste „Nasale" nach Wilhelm Quast. Der akute Luftmangel besserte sich, die Bronchialmuskulatur entspannte sich, verstärkter Auswurf und Husten erfolgten. In den folgenden 14 Behandlungen erhielt die Frau noch weitere fünf Mal eine „Nasale", etwa bei jedem zweiten oder dritten Besuch. Sie musste unmittelbar nach den „Nasalen" Wasser lassen, die Atmung entspannte sich zügig, die Bronchialmuskulatur ebenfalls. Die Patientin hustete und nieste häufig, auch zu Hause, es kam viel Schleim. Die Nase war abwechselnd frei oder verstopft. Die trockenen Rasselgeräusche über diversen Lungenabschnitten entwickelten sich zurück. Nach vier Monaten waren die Atemkrisen nur noch geringfügig festzustellen, denn die bronchialen Verkrampfungen waren verschwunden.

Nach dieser intensiveren Behandlungsphase wurde die Patientin nur noch ein bis zwei Mal monatlich einbestellt. Sie erhielt bei insgesamt 15 Behandlungen drei Mal eine „Nasale". Zunehmend konnte die Nasenreflexzonenmassage eingesetzt werden. Die Atemkrisen traten in den

70 Hier wird nur auf die Nasenreflexzonentherapie eingegangen, Diagnosen und Therapien waren sehr viel umfänglicher.

Hintergrund, die Sekretion aus dem äußeren Gehörgang verstärkte sich zeitweise, versiegte aber zusehends. Bronchiale Beschwerden wurden nicht mehr empfunden.

Ein Jahr später erschien die Patientin wegen einer akuten Bronchitis erneut zur Behandlung. Bei einer Laboruntersuchung des Stuhls wurde eine geringe Belastung mit Candida albicans festgestellt und behandelt. Die Immunschwäche besserte sich. Mit weiteren sieben Behandlungen – darunter einer „Nasale" – klangen die akuten Beschwerden schnell vollkommen ab. Seither gab es keinerlei chronische Atemwegsbeschwerden mehr, die allergischen Erscheinungen waren um etwa 90 Prozent reduziert und verstärkten sich nur saisonal leicht. Eine Entzündung des Gehörgangs ist nicht mehr aufgetreten. Die Patientin fühlt sich wieder gesund.

Schließlich bleibt anzumerken, dass man bei jeder Nasenreflexzonenmassage immer die ganze innere Nase, also alle Nasenmuscheln und -gänge mit Öl benetzen sollte. Auch ein Chiropraktiker muss bei lokalen Schmerzen immer den ganzen Rücken behandeln, um alle vorhandenen Blockaden zu lösen und Erfolg zu haben. Darüber hinaus wird die Ölmischung sich ihren Weg suchen, auch wenn das Wattestäbchen nicht alle Schleimhautfalten erreichen sollte. Unserer Nase gebührt großer Dank, dass sie so verlässlich reagiert und uns jederzeit als sensibler Seismograph vor allerlei krankmachenden Fehlfunktionen und Reizzuständen des Körpers warnt.

Schließlich noch sollte die Tatsache nicht vernachlässigt werden, dass die meisten Patienten bereits vorbehandelt worden sind. Vielfach wurden sie im Laufe ihrer Leidensgeschichte schon an der Nase operiert. Danach und auch bei manchem banalen Infekt bekamen sie Antibiotika. Aber nach Operationen sind die Strukturen der einzelnen Nasenmuscheln oft schlecht manuell abgrenzbar, man kann in der Nase gewissermaßen „umlenken". Und durch längere Antibiosen können viele Reaktionen des Organismus blockiert, verfälscht bzw. zumindest maskiert sein, was die Erfolgsaussichten naturheilkundlicher Methoden beeinträchtigt. Hier ist also viel Geduld sowohl vom Patienten als auch von Behandler erforderlich, um voranzukommen.

Die Implantat-Ohr-Akupunktur

„Die Kranken sollen des Arztens Bücher sein.“

Theophrastus Bombast von Hohenheim,
genannt Paracelsus (1493-1541)[71]

Gesellschaften und ihre jeweiligen Krankheiten wandeln sich im Lauf der Zeiten. Bewährte Therapievarianten werden daher in der Praxis immer wieder angepasst, ergänzt oder erweitert, wenn die medizinische Alltagserfahrung das nahelegt. Das hat sich auch in meiner Praxis in vielen Fällen als richtiger Weg erwiesen. Heutzutage kompliziert zu behandeln, weil die gewohnten Ansätze über allgemeine Reiztherapien nicht ausreichen, sind besonders neurologische, oft das zentrale Nervensystem betreffende Leiden wie etwa Morbus Parkinson oder Multiple Sklerose. Auch Störungen des peripheren Nervensystems wie Neuropathien oder das Restless Legs-Syndrom treten immer häufiger auf und vermindern die Lebensqualität der Betroffenen. Und nicht zuletzt ist bei unseren Patienten eine Vielzahl allergischer Erscheinungen oder unangenehmer Schmerzzustände (Rückenschmerzen, Migräne) bereits in jungen Jahren anzutreffen. Ärztlicherseits kann dabei mit Medikamenten oft nicht ausreichend geholfen werden. Hier eine Linderung der Beschwerden, eine Reduzierung unvermeidbarer Medikamente zur Minderung von Nebenwirkungen oder sogar ein Aufhalten des weiteren Fortschreitens der Erkrankung zu erreichen, ist für jeden Therapeuten ein großer Ansporn.

Bereits der griechische Arzt Hippokrates von Kos (um 460-370 v. Chr.) erfuhr während seiner Ausbildungszeit in Ägypten, dass sich Krankheiten oder Störungen wie „Unfruchtbarkeit“ durch Aderlässe am Ohr beeinflussen ließen. Auch aus dem alten Persien – gemeint sind Gebiete

71 Theophrastus Paracelsus (1493-1541), hrsg. anläßlich der 400. Wiederkehr des Todestages von Fritz Jaeger, Walter Artelt, Paul Diepgen u. a., Innsbruck 1941, S. 62.

Vorder- und Zentralasiens, heute vor allem der Iran – sind Ohrstimulationen überliefert. In China existieren sogar schriftliche Erwähnungen, die bis ins 1. Jahrhundert v. Chr. zurückreichen. Aber noch viel eher gab es wohl auch im europäischen Raum Akupunkturerfahrungen. Ein Glücksfall der Forschung war deshalb die 1991 in den Ötztaler Alpen gefundene Gletschermumie „Ötzi". Der über 5.000 Jahre im „ewigen Eis" und auf über 3.000 Meter Höhe konservierte Mann zeigt Tätowierungen an klassischen Akupunkturpunkten.[72] Die Vermutung liegt damit nahe, dass man schon seit den frühen Zeiten der Menschheit akupunkturnahe Methoden kannte und anwandte.

Über das ganze europäische Mittelalter hinweg und bis in die Neuzeit hinein bzw. bei vielen lange traditionell lebenden ethnischen Gruppen gibt es mit der Ohrakupunktur ebenfalls Erfahrungen. Mitte des 19. Jahrhunderts kommt über die USA, Italien und Frankreich Bewegung in die Therapie am Ohr, aber erst hundert Jahre später bilden sich sogenannte Schulen. Man unterscheidet heute neben einer chinesischen auch eine russische, eine Wiener, bezüglich der Störfelderkennung vielleicht auch eine deutsche, vor allem aber eine französische Schule der Ohrakupunktur. Letztere erlangte große Verbreitung über den Lyoner Homöopathie- und Akupunkturarzt Paul Nogier (1908-1996). Mit ihm

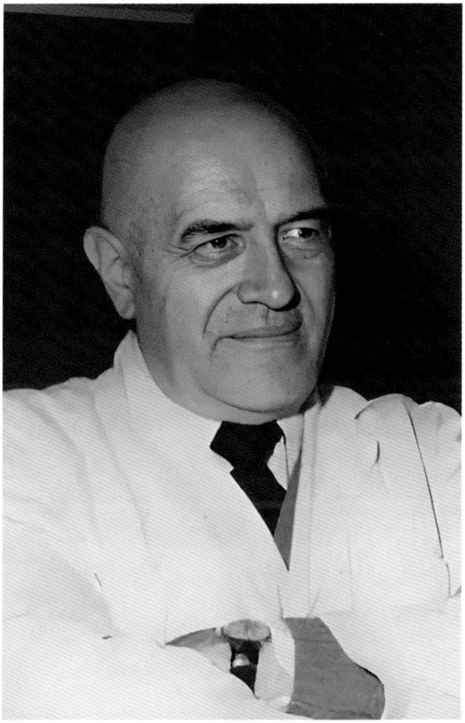

Abb. 27: Paul Nogier[73]

72 Bahr, Frank; Strittmatter, Beate: Das große Buch der Ohrakupunktur, Stuttgart 2010, S. 1ff.

73 Aus: Nogier, Paul M. F.: Praktische Einführung in die Aurikulotherapie, Maisonneuve 1978, Umschlag (Rückseite).

begann die Wiederentdeckung der Ohrakupunktur als Therapiemethode unserer Zeit.[74]

Wie viele bewährte Heilverfahren war auch die Erneuerung der Ohrakupunktur durch Nogier mit einem Schlüsselerlebnis verbunden. Anfang der 1950er-Jahre erschienen in Lyoner Arztpraxen Patienten mit auffälligen Narbensetzungen in der Ohrmuschel. Sie seien wegen Rückenschmerzen mit einer „glühenden Nadel" behandelt worden, berichteten sie und danach schmerzfrei gewesen. Nogiers Forschergeist war geweckt. In langjährigen Experimenten untersuchte er die Ohren systematisch und fand stabile Areale, die Verbindungen zu bestimmten Körperorganen aufwiesen. Er entwickelte ein lehrfähiges System der Aurikulotherapie, nach dem alle Organe des Körpers wie auf einer Landkarte im Ohr abgebildet sind. Über die Akupunkturmethode konnte das kommunikativ-regulative Verhalten der Zonen festgestellt werden, wurde diagnostiziert und auch behandelt.[75]

High-Tech und Naturheilkunde

Ich selbst hatte nicht damit gerechnet, dass ich einmal Implantat-Nadeln dauerhaft in der menschlichen Ohrmuschel platzieren würde, um Heilvorgänge anzuregen. Als naturheilkundlicher Therapeut ist man nach weit verbreiteter Überzeugung eher bestrebt auszuleiten, den Patienten zur Entgiftung anzuregen und Schmerzzustände abzumildern. Viele berühmte Ärzte handelten nach dieser Denkweise. Aber sie waren sich auch darüber im Klaren, dass nach neuen Behandlungswegen gesucht werden musste, wenn die Betroffenen nicht genügend Reaktionen aufwiesen.

Solch ein neuer Weg zeigte sich um die letzte Jahrtausendwende, als die Ohrakupunktur einen neuen Impuls erhielt. Ein Magdeburger Psy-

---

74 Bucek, Rudolf: Praxis der Ohrakupunktur. Grundlagen – Technik – Anwendung. Heidelberg 2000 (2. überarb. Aufl.), S. 19ff. Lange, Günter: Akupunktur der Ohrmuschel. Diagnostik und Therapie, Schorndorf 1987 (3. Aufl.), S. 15f.

75 Die Ohrnarben gegen Ischialgie stammten von einer „Nichtärztin nach einer Information aus China" (Bucek 2000, S. 19). Vgl. zur Entdeckungsgeschichte Nogier: Praktische Einführung in die Aurikulotherapie, a. a. O., S. 19ff. Strittmatter, Beate: Taschenatlas Ohrakupunktur nach Nogier/Bahr. Grundlagen – Lokalisationen – Indikationen, Stuttgart 2013 (5. Aufl.), S. 1ff.

chiater und Neurologe und sein Freund, ein Techniker aus dem sächsischen Vogtland, diskutierten ein seltsames Ereignis: Der Neurologe hatte eine Patientin behandelt, die eine bereits seit sieben Jahren bestehende Trigeminus-Neuralgie hatte. Gegen die Schmerzen stimulierte er das Heilgeschehen über die Ohrreflexpunkte mit den damals üblichen Dauernadeln. Diese verblieben ca. eine Woche im Ohr und mussten dann entfernt werden. Nach Wochen stellte sich die Patientin noch einmal vor, die schmerzhafte Symptomatik war vollständig verschwunden. Aber der Neurologe bemerkte, dass eine der Dauernadeln sich noch im Ohr befand, weil sie unter die Haut gerutscht und eingewachsen war. Er entfernte die Nadel. Kurz danach traten die alten Symptome wieder auf.

Die Idee der „Implantat-Nadel" war geboren, sie musste noch technisch umgesetzt und praktisch ausprobiert werden. Die Erfolgsgeschichte einer Akupunkturnadel, die dauerhaft im Ohr verbleibt, während sich die Wunde wieder schließt, bekam seither vor allem in Deutschland, Österreich und der Schweiz allmählich Aufwind. Sie kann als eine gut praktizierbare High-Tech-Methode aufgefasst werden. Implantat-Ohr-

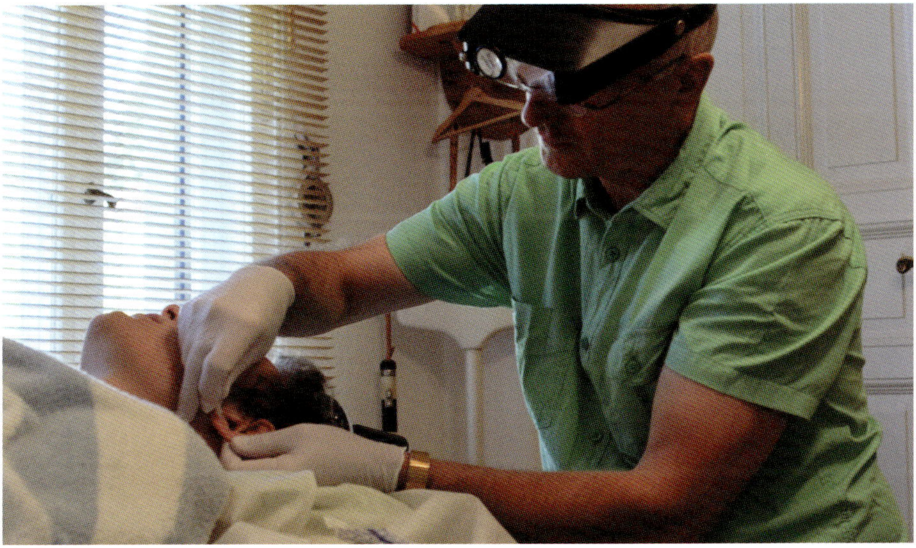

Abb. 28: Setzen von Implantaten am Ohr (Autor)

Akupunktur als minimalinvasive Technik mit einer speziellen Titannadel vollführt dabei den Brückenschlag zur traditioneller Naturheilkunde und ihren bewährten Verfahren. Ganz so, wie der Arzt und Visionär Dietrich Grönemeyer, ehemaliger Professor für Radiologie und Mikro-Therapie an der Universität Witten/Herdecke das beschreibt. Auch nach seiner Meinung steht einer modernen (Hochleistungs-)Medizin nichts entgegen, wenn sie ihren Ansatz – neben vielleicht einer High-Tech-Diagnose auch – über eine Mikrotherapie sucht. Das passt sogar ganz ausgezeichnet zur Naturheilkunde, denn körperschonende, minimalinvasive Verfahren beispielsweise in der Chirurgie ermöglichen komplizierte Eingriffe ohne die später gefragten Selbstheilkräfte unnötig zu schädigen.[76]

Verwendung bei der Implantat-Ohr-Akupunktur finden ca. 2,5 mm lange und 0,8 mm breite Mininadeln aus Reintitan. Ebenso im Gebrauch sind Implantate aus einer Glucose-Milchsäureverbindung, die, ähnlich dem Nahtmaterial für chirurgische Zwecke, nach einiger Zeit wieder vollständig und rückstandsfrei abgebaut werden. Die Nadeln, die bei chronischen Krankheiten ausschließlich Titannadeln sein sollten, bewirken im Ohr einen dauerhaften Impuls.

Die medizinische Wirksamkeit der Akupunktur ist inzwischen in Deutschland anerkannt. Akupunkturpunkte besitzen als nachgewiesene anatomische Struktur ein Gefäß-Nerven-Bündel und haben eine elektrische Auffälligkeit. Diese äußert sich in einem verminderten Hautwiderstand und lässt sich mit einem Messgerät unmittelbar feststellen. Am Ohr besteht außerdem die Besonderheit, dass lediglich gestörte, also behandlungsbedürftige Punkte messbar sind. Nachweisbar sind dann eine Ladungsverschiebung, ein verändertes Temperaturverhalten sowie eine Druckempfindlichkeit.

Auf welcher Basis die Wirkung von an Ohrakupunkturpunkten fest eingesetzten Implantaten dann verläuft, dazu gibt es verschiedene Erklärungsansätze. Festzustellen aber ist am Ohr im Verhältnis zum übrigen Körper eine außergewöhnliche Dichte an freien Nervenendigungen.

---

76 Grönemeyer, Dietrich: Mensch bleiben. High-Tech und Herz – eine liebevolle Medizin ist keine Utopie, Freiburg, Basel u. Wien 2004, S. 43f.

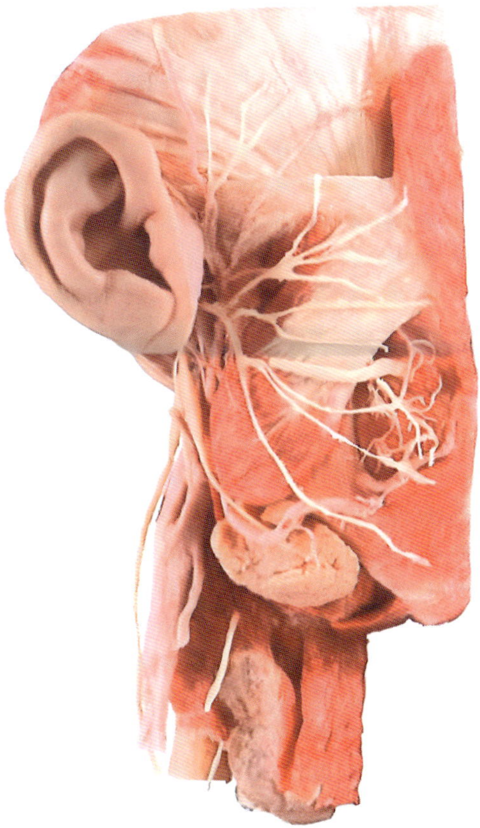

Abb. 29: Kopfpräparat
© Gubener Plastinate GmbH, Deutschland / www.vonhagens-plastination.com [77]

Zudem gibt es eine direkte Verbindung von den Reflexzonen der Ohroberfläche zur Großhirnrinde, ganz ohne zusätzliche Zwischenstationen des Nervensystems (Ganglien), wie sonst häufig. Das legt nahe, bei der Implantat-Ohr-Akupunktur von einer „peripheren Hirnstimulation" zu sprechen. Denn unmittelbar beeinflusst werden können drei wichtige Hirnnerven auf relativ kurzem Wege. Implantate üben offenbar langanhaltende Impulse auf unser Steuerungszentrum im Kopf aus und regen Veränderungen im Nervensystem, also neuroplastische Prozesse an.[78]

77 Von Hagens Plastination. Real anatomy for teaching. Katalog, Heidelberg 2013, S. 38f., HP0303.
78 Bahr; Strittmatter 2010, a.a.O., S. 4-6. Wlasak, Rolf: Implantat-Akupunktur. Grundlagen und Methodik, Heidelberg 2012, S. 16-44.

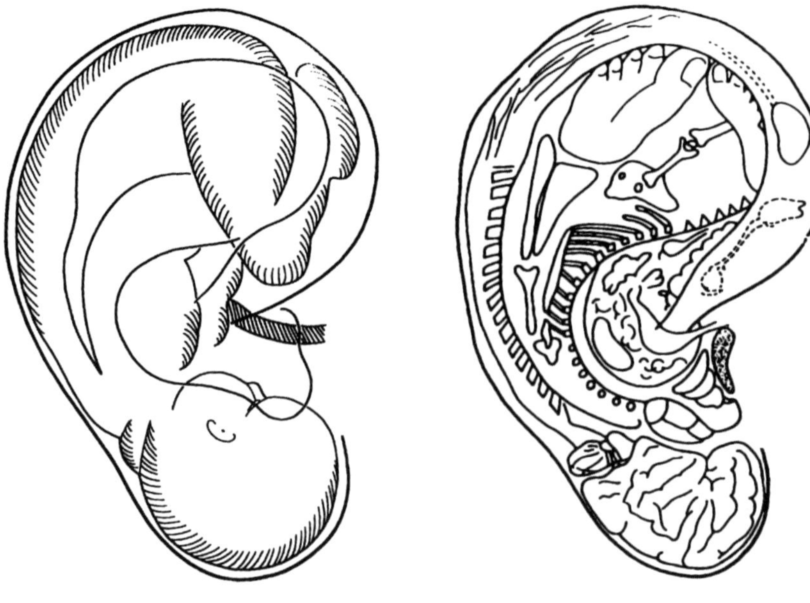

Abb. 30: Rechte Ohrmuschel mit Fötus bzw. mit Reflexzonen[79]

Der Migräne-Fall

Die Patientin, Ende dreißig, hat einen anstrengenden Beruf im öffentlichen Dienst einer Landesbehörde, den sie liebt und mit Leidenschaft ausübt. Kinder will sie bewusst keine, denn sie leidet trotz vielerlei Behandlungsbemühungen an einigen gesundheitlichen Störungen und möchte diese nicht weitergeben. Ein Jahr zuvor hatte sie wegen eines Schilddrüsenkarzinoms eine Operation. Zwei Mal wurde zudem eine Radiojodtherapie verabreicht. Alles verlief gut, sie muss lediglich dauerhaft synthetische Schilddrüsenhormone einnehmen. Die Patientin nimmt noch Calcium, Eisen und einige Nahrungsergänzungsmittel. Geblieben sind seit der Pubertät ein wiederkehrender Heuschnupfen mit

79 Rechte Ohrmuschel nach Nogier, Bahr; Strittmatter 2010, a. a. O., S. 9.

kleinen Hautaffektionen. Gegen eine Akne nimmt sie seit vier Jahren Hormone, kleinere Fisteln im Leistenbereich wurden mit natürlichen Mitteln ausgeheilt. Und sie arbeitet durch gutes Essverhalten beständig gegen die Tendenz einer Gewichtszunahme, die ihr durch die zwangsläufige Schilddrüsenunterfunktion zu schaffen macht.

Als besonders störend aber empfindet sie ihre Migräne, die ebenfalls seit der Pubertät besteht. Die Migräne ist äußerst beeinträchtigend. Sie kam früher einmal pro Woche, inzwischen stellt sie sich fast alle zwei Tage ein, begleitet von einer ca. 45 Minuten anhaltenden Aura.

Die Patientin trägt in beiden Ohren seit einiger Zeit Piercings und hörte im Piercingstudio wohl auch von der Implantat-Ohr-Akupunktur. Sie möchte mit Implantaten gegen Migräne behandelt werden und hat sich bereits selber einige Punkte herausgesucht (Allergiepunkte, Punkte des Nervensystems, Halswirbelsäulenpunkte). Es werden zunächst dreizehn Implantate ins rechte und neun ins linke Ohr gesetzt, denn die Chronizität der Erkrankung benötigt einen starken Dauerreiz. Während der Behandlung „flackert die Aura im Auge". Vierzehn Tage später werden rechts fünf und links drei Implantate nachgesetzt. Sieben Wochen später werden erneut zwei Implantate links eingesetzt, einige Wochen später abermals.

Vier Wochen nach der ersten Behandlung bekommt die Patientin noch einmal eine leichte Migräne. Ein Vierteljahr später fühlt sie sich aber schon zu 90 % gesund, die Symptomatik zeigt sich seltener und mehr in Anklängen. Die ursprüngliche Aura ist meist sehr kurz und nur abgemildert spürbar. Im weiteren Verlauf kommt die Patientin noch zu einigen allgemeinen Behandlungen, die Migräne ist verschwunden. Sie fastet zusätzlich mit Haferschleim und lässt sich nach ca. einem halben Jahr noch einmal drei Implantate (Suchtdreieck) gegen ihr Süßigkeitsverlangen setzen. Offenbar zufrieden mit den Erfolgen ihrer Behandlung verliert der Therapeut sie aus den Augen.

Reizzentrum Darm

„An den mannigfachen Übeln der Welt, an schlechten Noten, an Ehezwist, an Melancholie, an Unfällen, Selbstmorden, ja an verlorenen Schlachten und politischen Mißerfolgen ist oft nichts andres schuld als schlechte Verdauung."[80]

Franz Penzoldt (1849-1927)

... und die hängt vor allem mit unserem Darm zusammen – so könnte man den einstmaligen Erlangener Internisten, Geheimrat Penzoldt ergänzen. Die wohl schon immer bekannten Auswirkungen eines schlecht funktionierenden Darms auf unser Nervensystem und damit auf unsere Reaktionen sind hier humorvoll beschrieben.

Eine Zeitlang sah es so aus, als hätten die Darm- und die Verdauungsproblematik mit Hilfe des Bestsellers von Giulia Enders „Darm mit Charme"[81] ihren Weg in die Öffentlichkeit und nebenbei auch stärker ins Gesundheitssystem gefunden. Erleichterung machte sich breit, denn nun wurden landläufig bekannte, aber meist unausgesprochene Komplikationen mit Toilette und Stuhlgang, mit Hämorrhoiden und bestimmten Stoffwechselvorgängen endlich einmal öffentlich gemacht. Schamvoll verdrängte Verrichtungen und Körperfunktionen wurden enttabuisiert. Urplötzlich schien eine neue Ära der Darmbeachtung, -akzeptanz und damit der Darmtherapie greifbar zu werden. Jedoch das zeitweilige Strohfeuer ist inzwischen längst wieder erloschen.

Allgemein bekannt und in gewisser Weise akzeptiert ist heute die Koloskopie. Das ist eine gern genutzte, apparative Kontrolle des Dick-

---

80 Stemplinger, Eduard: Von berühmten Ärzten. 187 Anekdoten aus Memoiren und Briefen, München 1958, S. 55.

81 Erschienen Berlin 2014. Inzwischen wurden über zwei Millionen Exemplare in ca. vierzig Ländern verkauft.

darms unter Betäubung und mit der Möglichkeit, Schleimhautwucherungen dabei gleich mit zu entfernen, um einer Darmkrebserkrankung vorzubeugen. Sie hat bei manchen Patienten mit speziellen Erkrankungen oder höherem Alter durchaus ihre Berechtigung. Zusätzlich wird die Bedeutung des Darms als Mikrobiom gegenwärtig auch von vielen klassischen Medizinern gesehen. Milliardenschwere Unterstützungen sind in die diesbezügliche Forschung, in die Arznei- und Nahrungsergänzungsmittel-Produktion geflossen. Allerdings, obwohl die Naturheilkundigen in ihren Praxen mit diesem Thema schon sehr lange und intensiv beschäftigt sind, werden deren Erfahrungen und Erkenntnisse noch zu wenig in den allgemeinen Behandlungsstrategien berücksichtigt.

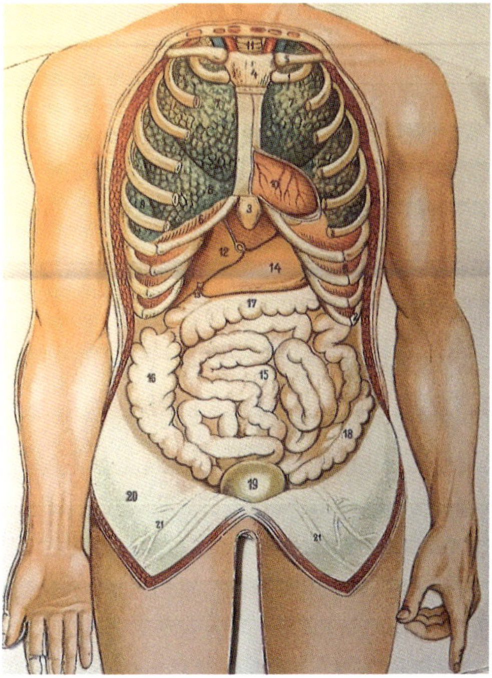

Abb. 31: Zerlegbares anatomisches Modell: „‚Der menschliche Körper' (Mann)" [82]

Stoffwechselzentrale und Nervensystem

Die wichtigste Stoffwechselzentrale unseres Körpers, der Darm unterhält ein eigenes Nervensystem. Es hat ungefähr das Volumen einer kleinen Faust und beinhaltet Nervenzellen, die sich autonom steuern, ein „Bauchgehirn" gewissermaßen. Täglich steht der Darm – natürlich in Kooperation mit den umliegenden Organen – zur Nahrungsaufnahme und -verarbeitung sowie zur Ausscheidung von Abbauprodukten

82 Bilz: Das neue Naturheilverfahren, Bd. 1, a. a. O., o. S.

bereit. Ihm gebührt eine viel größere Aufmerksamkeit, die er bei naturheilkundlichen Therapeuten längst genießt. Schon seit über dreißig Jahren hören wir Heilpraktiker die Vorträge über Darmbesiedelung und -behandlung von Reinhard Hauss, dessen Labor in Eckernförde in der Weiterbildung führend war und der noch immer mit neuesten Forschungsergebnissen aufwartet. Seit Jahrzehnten behandeln wir erfolgreich Darmpilze und Störungen der physiologischen Bakterienzusammensetzung, beschäftigen uns mit dem im Laufe des Lebens „löchrig" gewordenen Darm (Leaky-Gut-Syndrom) und mit den Folgen für den Körper. Ausschlaggebend ist dabei nicht nur, was ein Mensch isst – wie der Philosoph Ludwig Feuerbach (1804-1872) immer wieder gern zitiert wird –, sondern was er verdauen kann. Deshalb spricht man im engeren Sinne auch vom Verdauungssystem und meint die bestmögliche Auswahl, Aufspaltung und Verwertung unserer Nahrung im Darm.

In jüngster Zeit hat selbst die akademische Leitlinien-Medizin hinsichtlich etwa der zunehmenden Parkinson-Erkrankungen in der Bevölkerung einen noch unklaren „Bauch-Kopf-Zusammenhang" festgestellt, was natürlich angesichts offensichtlich fehlender anatomischer Verbindungen Fragen aufwirft. Erkannt hat man die Funktion des Hormons Serotonin sowie den nervlichen Zusammenhang über den „umherschweifenden" Nervus Vagus. Und die Befürchtung, dass mit der Nahrung aufgenommene Herbizide, Insektizide und andere Bestandteile konventioneller Landwirtschaft den Morbus Parkinson zumindest triggern, besteht schon länger. Aber das ist nicht alles: Ethnomediziner fanden heraus, dass sich die Angehörigen bestimmter Ethnien in einigen Regionen Afrikas ihre Leistenhernien (Leistenbrüche) nicht operieren lassen wollten. Sie glaubten, bei einer Bauchöffnung könnte ein „Hexenorgan" zum Vorschein kommen, welches böse Mächte enthält und den Träger wie auch andere Menschen krankmachen würde.[83] Der sprichwörtliche Bauch gilt aber nicht nur ihnen als interessante und „magische" Körperregion. Auch in der Traditionellen Chinesischen Medizin

---

83 Verena Böldt (2005): Ethnomedizin – Mittler zwischen den Welten, in: https://www.thieme.de/viamedici/arzt-im-beruf-weiterbildungs-coach-fachaerzte-1571/a/ethnomedizin-mittler-zwischen-den-welten-4494.htm (Aufruf 05.10.2022).

wird um den Bauchnabel herum das „Zentrum des Lebens“ lokalisiert, denn dort fließen die polaren Grundkräfte Yin und Yang zusammen. Und selbst die europäische Medizin kennt das im oberen Bauchbereich angesiedelte Sonnengeflecht, ein Nervennetz mit einer wichtigen Koordinierungs- und Reflexfunktion für die Bauchorgane.

Sorgen mit dem „Bauch“

Bis vielleicht zum 40. Lebensjahr wird „der Bauch“ von den jüngeren Generationen eher wenig beachtet. Man isst und trinkt gern ohne große Rücksichtnahmen auf den eigenen Körper und in jungen Jahren kann man sich das oft noch leisten. Erst mit höherem Lebensalter meldet sich der Darm deutlicher, zeigt er mehr Verschleißerscheinungen und Störungen. Man findet fehlende Spannung, Lageveränderungen, Pilzbefall, Hämorrhoiden, Entzündungen mit krampfhaften Schmerzen oder zeitweilige Verstopfungen bzw. Durchfälle. Recht häufig zeigt sich ein merkwürdig hervorstehender Bauch, aufgebläht und auf Druck geradezu wellenartig schwappend. Ein „Bierbauch“ ist das nicht, diese Ausrede sollte der Naturheilkundige nicht gelten lassen. Es handelt sich um eine nicht selten schmerzempfindliche Flüssigkeitsansammlung im Gewebe des Darms auf Entzündungsbasis. Die Beschwerden der Patienten können genau dort liegen, sich aber auch in Reflexzonenreaktionen (Nase) manifestieren oder durch andauernden Druck auf Zwerchfell Herz, Lunge und Kopf, auf Unterleib (etwa Prostata) bzw. Beine anderweitig Stauungen hervorrufen.

Wenn dann Fachärzte ihre Prüfung der Ober- und Unterbauchorgane abgeschlossen haben, ergibt sich spätestens die Frage, was nun mit dem „Bauch“, insbesondere mit dem Darm nicht stimmt. Die Leitlinien-Medizin wird eine Koloskopie empfehlen und vielleicht eine Reizdarmsymptomatik diagnostizieren. Als Grund wird schon mal eine angebliche „Überlänge“ des Darms erwogen und wegen seiner Erschlaffung sogar zu einer in diesem Fall abzulehnenden Operation geraten. Nebenbefund sind nicht selten Hämorrhoiden verschiedenen Grades, die man beseitigen könnte. Besondere Beachtung bei einer Koloskopie erfahren

Schleimhautverdickungen (Polypen). Sind sie noch klein, werden sie schnell mit „abgehobelt", Komplikationen wie Nachblutungen können auftreten. „Von oben" wird zeitnah zu einer Gastroskopie geraten, bei der sich evtl. bloß eine gerötete Magenschleimhaut zeigt. Manchmal findet sich in der entnommenen Gewebeprobe auch das Bakterium Helicobacter pylori. Dieser Keim wird mit einem Antibiotikum abgetötet, meist ohne das betroffene Terrain mit zu behandeln, welches aus naturheilkundlicher Sicht aber die eigentliche Ursache der Bakterienansiedlung bildet. Mehr ist dann aus schulmedizinischer Sicht meist nicht zu tun. Ein Säureblocker wird noch erwogen, damit endlich Ruhe herrscht.

Der naturheilkundlich ausgebildete Behandler freilich wird diese Angelegenheit ganz anders betrachten und der Darmbehandlung eine zentrale Stellung einräumen. Wenn er zudem etwas von der Mayr-Medizin versteht, kennt er vielleicht die „Diagnostik am Badestrand" von Erich Rauch (1922-2003), einem der bekanntesten Schüler von Franz Xaver Mayr (1875-1965). Es gibt kaum eine bessere Möglichkeit, sich unterschiedliche, bis heute typische Bauchformen einzuprägen und zeigt skizzenhaft charakteristische Haltungsfehler auf der Basis von Darmproblemen (Abb. 32).[84] Mit einer Mayr-Kur kann der Darm dann eine Behandlung erfahren, über die er oft zur alten Stärke und Funktion zurückfindet.

Die Art der hier Abgebildeten sich zu bewegen, den Bauch einzuziehen oder vor sich her zu tragen, all das beruht vor allem auf Darmstörungen, die wiederum auf bestimmte Konstitutionen verweisen. Eine geniale diagnostische Idee von F. X. Mayr, einem österreichischen Arzt bäuerlicher Herkunft, der schon als 11-jähriger Hütejunge im elterlichen Betrieb in Vertretung des erkrankten Vaters lernte, wie man den Gesundheitszustand von Tieren treffsicher beurteilt. 1899, bereits als Medizinstudent

84 Rauch, Erich: Diagnostik am Badestrand. In: Ders.: Lehrbuch der Diagnostik und Therapie nach F. X. Mayr. Kriterien des Krankheitsvorfeldes, der Gesundheit und Krankheit, Heidelberg 1999, 2. überarb. Aufl., S. 87. Die Zahlen bedeuten: 1 Normalhaltung, Normalbauch; 2 Anlaufhaltung; 3 Habachthaltung; 4 Habachthaltung, entzündlicher Kotbauch; 5 Entenhaltung, schlaffer Kotbauch; 6 kindlicher Gasbauch; 7 lässige Haltung, eiförmiger Gasbauch; 8 Sämannshaltung, schlaffer Kotbauch; 9 beginnende Großtrommelträgerhaltung, Gas-Kotbauch; 10 Großtrommelträgerhaltung, kugelförmiger Gas-Kotbauch.

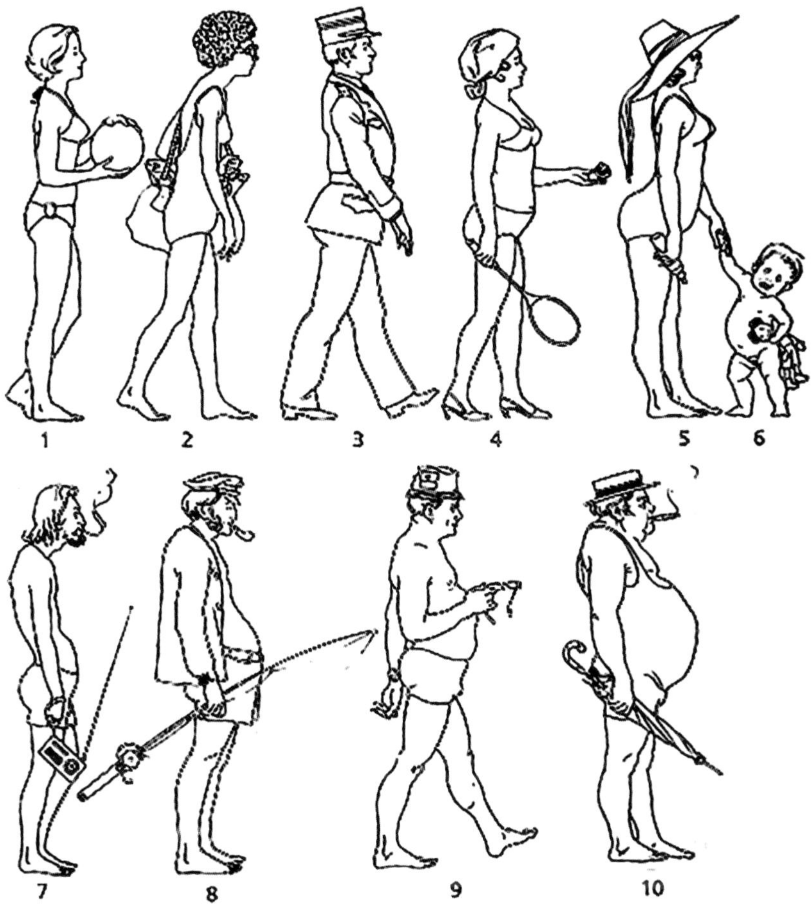

Abb. 32: Schulung des „Klinischen" Blickes

war er dann Praktikant im oberösterreichischen St. Radegund, einer Tochterinstitution des Prießnitzschen[85] Kurhauses in Gräfenberg und fand dabei den Anstoß, sich mit den Abdomina, den „Bäuchen" der Patienten zu befassen. Er entwickelte sich schließlich zum Pionier der na-

85 Vincenz Prießnitz (1799-1851) lebte und wirkte in Bad Gräfenberg/Altvatergebirge, heute Tschechische Republik. Er gilt als Erneuerer der Kaltwasserkur in Österreich und Deutschland und wurde besonders durch seine feuchtkalten Wickel („Prießnitz-Wickel") bekannt.

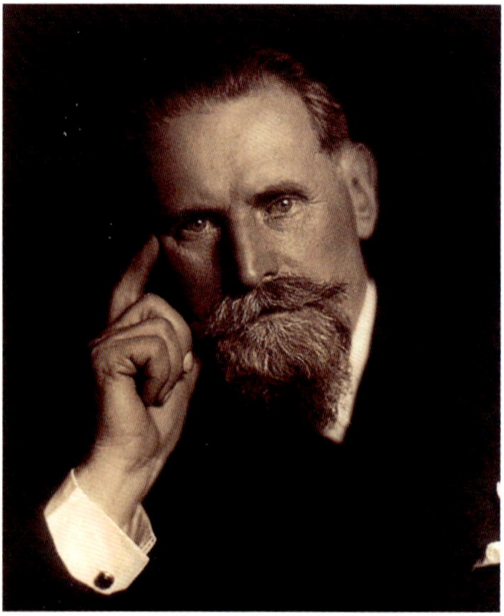
Abb. 33: Franz Xaver Mayr (1875-1965) [87]

turheilkundlichen Diagnostik und Therapie des Darmes und aller Bauchorgane, heute gern zusammengefasst als duodenales oder Darm-Verbundsystem.[86]

Das Ausbildungszentrum dieser Bewegung liegt noch immer in Österreich, gepflegt von der „Internationalen Gesellschaft der F. X. Mayr-Ärzte". Die Mayr-Kur ist weiterhin nicht aus dem naturheilkundlichen Instrumentarium wegzudenken. Man kann sie als eine grundsätzliche Ess- und Verhaltensschulung bezeichnen, bei der insbesondere Dünn- und Dickdarm, aber auch alle anderen Bauchorgane durch eine spezielle Massage, physiotherapeutische und andere Maßnahmen wieder in ihre optimale Lage und Funktion gebracht werden. Diese Therapie benötigt nach meiner langjährigen Erfahrung und Einschätzung die Mehrheit der Bevölkerung. Eine Regeneration des duodenalen Verbundsystems bildet nach naturheilkundlicher Anschauungsweise tatsächlich die Grundlage vieler Heilvorgänge.

Intensiv-Kur nach F. X. Mayr

Ich halte eine Mayr-Kur für die allerbeste Heilungsmaßnahme über den Darm. Sie basiert auf den „drei großen S", also Schonung, Säuberung und Schulung des Darmes bzw. der Patienten. Heutzutage tritt als viertes „S" noch die Substitution, also die Ergänzung fehlender Vitalstoffe hinzu. Gut beschreibt nachfolgendes Gedicht diesen Kuransatz:

86 Rauch, Erich: Lehrbuch der Diagnostik und Therapie nach F. X. Mayr, a. a. O., S. 19ff.
87 Wikipedia (Aufruf 30.10.2023).

Semmelscheiben, Hafersuppe, Basenbrühe, Esskultur. –
Wenn ich diese Wörter höre, denke ich an Mayr-Kur.

Bitterwasser, Basenpulver, sechsmal täglich Kräutertee –
Folgst du dieser Speisekarte, tut dir später nichts mehr weh!
Ano, Klyso, Cardinorma, nenne ich hier noch pro forma.

Dreimal täglich „Bauchmassage" für die bessere Passage.
Darmentgiftung, Speichelfluss, Colon bildet stets den Schluss.
Lieber Freund, vergiss es nie, dies ist die Mayr-Therapie.[88]

Mit Anfang fünfzig lernte ich den Mediziner, Mayr-Arzt und Naturheilkundigen Michael Zimmermann (1949-2021) kennen, ein großartiger Naturarzt und Helfer in schwierigen Lebenslagen. Ich selbst befand mich in einem Alter, in dem die Bagatellinfektionen und Rückenschmerzen der „reiferen" Jugend zumeist überwunden sind und sich nicht selten das duodenale Verbundsystem mit seinem Darm, also das Zentrum des Lebens so intensiv meldet, dass man nach Auswegen zu suchen gezwungen ist. Wohl dem, der dann von der F. X. Mayr-Kur erfährt, so wie ich. Ich las die Werbung in der Zeitschrift „Naturarzt", eine Freundin hatte mich darauf aufmerksam gemacht. Dann suchte mich eine Mayr-Ärztin in meiner Praxis auf und mein Interesse war geweckt.

„Meine" Mayr-Kur

Im lieblichen Badenweiler, am Südhang des Schwarzwaldes zwischen Obstplantagen und Weinbergen gelegen, auf dem Weg von Freiburg nach Basel gab es die „Klinik Zimmermann".[89] Ich besuchte sie einige Male, jeweils etwa zwei Wochen und schickte allmählich immer mehr meiner Patienten dorthin. Ich traf auf ein eingespieltes, empathisches Behandlungsteam: Ärzte und Therapeuten, Hausmeister, Zimmerfrauen und Köchinnen – und natürlich auf den charismatischen Chef. Zu essen

88 Zimmermann, Michael; Hohmann, Emilie: Mayr-Kuren: ernst und heiter. Lengerich 2016, S. 21.
89 Sie konnte der Corona-Krise nichts entgegensetzen und existiert inzwischen nicht mehr.

gab es früh, mittags und abends nicht viel. Das war kaum verwunderlich, denn wenig, nur Gedünstetes bzw. Altbackenes essen, langsam und viel kauen, um die Nahrung gut aufzubereiten, sind wichtige Kennzeichen der Mayr-Kur. Aber es gab täglich wechselnde, frische Kräutertees, morgens nüchtern Bittersalz, mittags zusätzlich Gemüsebrühe und immerhin am Kurende wieder etwas zum Mittagessen, zumeist Lachs und Gemüse, beides gedämpft.

Die Heilverfahren waren ebenso intensiv wie die Essensregularien: Colon-Hydro-Therapie, eine intensive Darmspülung als bewährter Heilbeschleuniger, die Organbehandlung („Orbe"), quasi eine sehr spezielle Bauchmassage zur Ertüchtigung des Darmverbundsystems oder eine Schröpftherapie, die bei mir wochenlangen Juckreiz erzeugte und somit „Gifte" über die Haut aus dem Körper leitete. Etwas ganz Besonderes war die „Orbe" beim Chefarzt, der sie mitsamt einer leichten Hypnose durchführte. Sie erzeugte ein entspanntes, glückliches Gefühl und gab mir die Sicherheit, gesund zu werden.

Sprichwörtlich war Michael Zimmermanns ausführliche Anamnese, die er jedem Patienten am Kurende schriftlich auch mit nach Hause gab. Er betrieb sie gründlich wie ein Steckenpferd und vergaß nie, auch den überweisenden Therapeuten zu loben – schließlich mussten die vielen Mitarbeiter jeden Monat bezahlt werden. War ich beim ersten Kuraufenthalt noch recht schwach, gewann ich bei weiteren Terminen zunehmend an Kraft und Frohsinn. Ich brachte Freunde und Bekannte mit, begann zu wandern und mietete mir alsbald regelmäßig ein Elektrorad, mit dem ich mir die weitere Umgebung besah. Der Frühling im März war meine Badenweiler-Zeit. Der herrliche Kurpark erstrahlte dann schon im Glanz vieler Frühblüher, zwei schwarze Schwäne bewachten den Parkteich, Kois tummelten sich im warmen Thermalwasser. Schließlich war ich bereits zu Hause so weit, dass, wenn ich nur an die Zimmermann-Klinik in Badenweiler und mein gemütliches Kur-Zimmer dachte, sich schon Entspannung und eine Art Glücksgefühl einstellten.

Mayr-Arzt par excellence

Michael Zimmermann (1949-2021) hatte Ende der siebziger Jahre Medizin studiert und kam durch Erfahrungen mit einer familiären und daraus abgeleitet eigenen Darmproblematik zur Naturheilkunde. Und so hatte er schon 1972 eine Heilpraktiker-Ausbildung absolviert, war 1983 diplomierter Mayr-Arzt und 1984 Arzt für Naturheilverfahren geworden. Bald genoss er einen ausgezeichneten Ruf und behandelte auch honorige Patienten wie Götz George oder Ivan Rebroff – und eben auch meine Patienten und mich. Bei jeder meiner Begegnungen mit ihm war er Feuer und Flamme für neue naturheilkundliche Erkenntnisse, die er sein Leben lang in viele seiner Vorträge mit einarbeitete. Er war und bleibt ein unvergessener Streiter für die Belange der Naturmedizin, standhaft und ohne Tadel sowie seinen Patientinnen und Patienten als Behandler ein Freund, ganz im Sinne von Julius Hackethal (1921-1997), dem Pionier dieser therapeutisch gemeinten Idealvorstellung.

Natürlich ist es möglich und sinnvoll, den Darm unter Mayr-Gesichtspunkten auch in der heimatlichen Naturheilpraxis punktuell behandeln zu lassen. Jedoch der Kureffekt durch die Ruhe abseits häuslicher Belange, durch Beratung und Zuspruch, häufigere Behandlungen und den Genuss einer schönen Umgebung sind unersetzbare Bestandteile des Heilerfolgs und ambulant nicht zu leisten. Dazu bedarf es einer F. X. Mayr-Klinik, die auch heute je nach Patientenwusch, Landschaftsvorliebe und Geldbeutel unschwer zu finden ist.

Achten sollte man bei der Suche danach aber auf verschiedene, die Behandlung begleitende, ableitende Verfahren. Diese werden nicht immer im Zuge einer Mayr-Kur angeboten, man muss sich also vorab informieren. In Eigeninitiative sinnvoll ist die Anwendung des sogenannten Klyso, einer Art Gummiball mit Schlauchanschlüssen für die regelmäßige und einfache Enddarmspülung während der Kur und auch zuhause, hilfreich darüber hinaus beim Fasten. Und die Kureinrichtung sollte die Colon-Hydro-Therapie anbieten, ein Verfahren, das die NASA (National Aeronautics and Space Administration) in den 60er-Jahren des letzten Jahrhunderts entwickelt hat. Diese zwei bis drei Mal pro Woche einzusetzen,

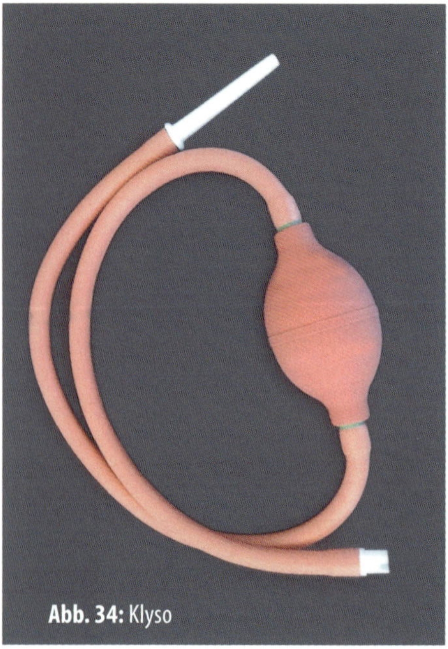

Abb. 34: Klyso

kann sehr sinnvoll sein. Damit „spült" und säubert man den Dickdarm mit Wasser, entfernt Auflagerungen auf der Schleimhaut und fördert die Sekretion. Letztere Behandlung verkürzt auch die Kurzeit und kommt damit vielen Patienten entgegen, die sich das Geld für diese Privatbehandlung ja auch verdienen müssen. Wichtig sind schließlich noch die Vorträge während der Kur, in denen die Patienten lernen, wie sie sich nachher zu Hause weiter richtig verhalten können. Denn dort erst fällt die Entscheidung, wie erfolgreich die Kuranstrengung war und wie oft sie benötigt wird.

Dem Darm Beachtung schenken

Mit Sicherheit kommen in Heilpraktiker-Praxen ganz verschiedene Darmstörungen vor, die sich beispielsweise in infektiöse bzw. toxische, allergische, akute und chronische, funktionelle und organische Zustandsbilder differenzieren lassen. Häufig ist eine Art Reizdarm- bzw. Durchfall-Erkrankung Begleitsymptom auch anderer Erkrankungen. Denn eine Aktivierung des Immunsystems über die Lymphknötchen in der Dünndarmschleimhaut (Peyer-Plaques) sowie eine heilsame Ausscheidung über den Darm begleiten viele Beschwerden. Hier parallel zur Grunderkrankung über Kur- und andere naturheilkundliche Maßnahmen immer wieder heilend einzugreifen, ist sinnvoll.

Zu Hause sollten vornehmlich die Essregularien im Mittelpunkt stehen, die bei einer Mayr-Kur gelehrt werden. Also: Viel Gemüse essen, allerdings zumeist gedünstet; Obst als Kompott nehmen, überhaupt Rohes nur bis ca. 14.00 Uhr essen, danach kann es nicht mehr verdaut werden und belastet über Nacht den Darm. Generell altes Brot bevorzugen, langsam und lange kauen, viel einspeicheln. Sinnvoll sind Rezepturen, die Hafer, Buchweizen, Sonnenblumenkerne u. ä. enthalten, welche nicht zu unseren klassischen Getreiden gehören. Sonst sind noch Haferflocken oder Hirse, auch reines Roggenmehl empfehlenswert; Dinkel, gern verwendet und als Urkorn bezeichnet, eignet sich bei Glutenunverträglichkeit ebenfalls weniger.

Steht eine chronische Entzündlichkeit im Vordergrund, muss regelmäßig behandelt werden. Bezüglich eines Arzneimittels empfiehlt sich die Einnahme von Kolibakterien. Nach meiner Erfahrung ist es nicht unbedingt nötig, weitschweifig über Probiotika mit vielfältigen Bakterienstämmen bzw. weitere Nahrungsergänzungsmittel vorzugehen. Der Erfolg mit dem Escheria Coli-Stamm erscheint mir immer wieder recht verlässlich. Auch eine Serie von Vitamin-C-Hochdosis-Infusionen ist sinnvoll.

Aus dem Bereich der Volksmedizin kann bei akuter Magen-Darm-Verstimmung durch Diätfehler auch ein abendlicher Kornschnaps helfen, aufgesetzt mit Schwarzen Johannisbeeren. Zwischendurch sollte viel Tee getrunken werden, vorzugsweise Schwarzer, auch Kamillen- oder Pfefferminztee bzw. Tee aus Kräutermischungen. Die alten Heilkundigen verordneten zur Beruhigung des Geschehens gern Heilpflanzen aus der Apotheke der Natur, z. B. Heidelbeerblätter, Eichenrinde und Kamillenblüten zu gleichen Teilen und dazu etwas Tormentillenwurzel als Tee. Täglich warm und schluckweise getrunken wirkt auch das zusammenziehend, beruhigend und antitoxisch auf die Schleimhaut.[90]

Sowohl die eben genannten akuten also auch die eher chronisch-organisch bedingten Beschwerden wie etwa eine gereizte Bauhinsche Klappe, die Verbindung zwischen Dünn- und Dickdarm, reagieren gut auf ein klassisches Pulver, das früher einmal unter dem Namen Homagastrin im Handel war. Wer die „Fehlermeldung“ der Bauhin-Klappe – was man

---

90 Alle allgemein gehaltenen Empfehlungen bezeichnen keine Arzneimittel und beinhalten keine Heilgarantien. Bei Beschwerden ist immer zuerst fachlich fundierter Rat eines zugelassenen Therapeuten einzuholen.

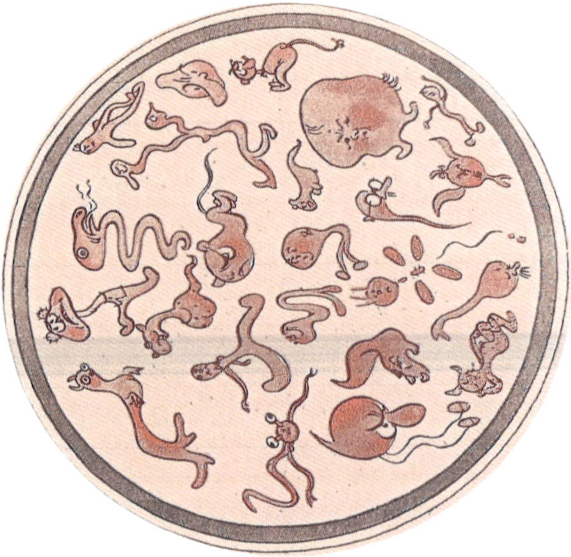

Abb. 35: Humorvoll-belehrende Karikatur „‚Verkeimte' Kuhmilch in Tuberkulose-Zeiten"[91]

früher wohl nicht selten als Blinddarmreizung klassifiziert und operiert hat – schon einmal erlebt hat, weiß, wie sich das anfühlt: Es beginnt mit leichtem Ziehen im rechten Unterbauch, kann dann aber über krampfartiges Pulsen bis hin zu einer Art „Stromstoß" führen. Das von den Apotheken anzufertigende Pulver lässt sich bei fast jeder Darmentzündung, auch auf Reisen in tropische Ländern usw. sehr gut verwenden. Es enthält basisches Wismutnitrat und -gallat, Magermilch- und Eichenrindenpulver, Magnesiumperoxid, Kieselerde sowie medizinische Kohle. Man nimmt mehrmals am Tag etwa ½ Teelöffel des Pulvers trocken in den Mund und trinkt sofort vorsichtig etwas nach. Wem es einmal geholfen hat, der wird es immer wieder verlangen. Das Pulver sollte aber wegen der enthaltenen metallischen Salze nicht länger als eine Woche genommen werden. Und den Patienten wäre mitzuteilen, dass sich ihr Stuhl dunkel bis schwarz verfärben wird und zunehmend stärker ge-

91 Wieczorek, Hubert: Meine Mutti kann das auch. Nützliches und Heiteres über das Stillen für alle, die es angeht, gez. v. Charlotte Kleinert, Berlin 1949, S. 21.

formt ist. Bei Kindern würde man eine Mischung aus Apfelpektin und Kamillensaft bevorzugen, braun gewordener, vorab geriebener Apfel tut es manchmal auch.

Schließlich sei noch ein Rezept von meinem alten Lehrmeister Wilhelm Quast (1937-2005) genannt, welches er auch allen seinen Assistenten zur „Darmstütze“ sehr gern und sogar während der Praxiszeiten gab. Er schwor auf eine vorbeugende Wirkung gegen physiologische Störungen, auch gegen die häufigen Hefepilze im Darm und verwies auf den entgiftend-regenerierenden Effekt seines Mittels. Er nannte es seine *Darm-Aufbau-Emulsion:*

1. Einen gehäuften Esslöffel Schwarzen Tee 4 min. in ¼ l Wasser kochen lassen, Tee abgießen und zur Seite stellen.
2. Teeblätter im Tiegel trocknen, zermahlen und am Schluss einen gehäuften Teelöffel Zimt dazu geben.
3. Kerne einer ganzen Bio-Papaya im Tiegel trocknen und zermahlen.
4. 1., 2. und 3. zusammen mit einem gestrichenen Teelöffel Meersalz und dem Saft von vier Knoblauchzehen in den abgekühlten Tee geben.
5. Das Ganze breiig mit Heilerde mischen.

Täglich 3 x ½ Teelöffel jeweils in ein Glas lauwarmes Wasser geben und so lange rühren, bis ein hoher Klang entsteht. Alle drei Tage die Dosierung erhöhen, bis zu 3 x 2 Teelöffel über mehrere Wochen täglich nehmen.

Bio-Nahrung: Nur eine Idee?

Es schadet auch in der Naturheilkunde niemals, wenn man sich die Erfahrungen früherer Generationen zunutze macht. Hinsichtlich unserer Nahrungsauswahl und für die Darmgesundheit sind aber für die Gegenwart auch neue Strategien für die Ernährung zu beachten. Denn die Industrialisierung hat diesen Lebensbereich inzwischen voll im Griff. Daher abschließend folgender Rat:

„Richtige" Ernährung in dem Sinne, dass sie dem Körper wirklich guttut, heißt, überwiegend im Bio-Bereich einzukaufen. Das stößt nicht selten auf Skepsis, denn wer weiß schon, ob wirklich alles „bio" ist? Da allerdings habe ich eine eindeutige Ansicht, mein Leitspruch heißt: *„Lieber einmal mit ‚bio' reingefallen, als jeden Tag bei einer der Handelsgroßketten konventionell ‚vergiftet'."* Sicherlich gibt es auch im Biobereich Gewissenlosigkeiten, jedoch wie überall in der Gesellschaft sollte man aus Einzelfällen kein Generalurteil ableiten. Wenig rücksichtsvolles Konkurrenzdenken und Gewinnstreben sind leider „Krankheiten" unserer Zeit. Skeptikern empfehle ich, vor allem nach anthroposophischen Richtlinien hergestellte Demeter-Produkte zu bevorzugen. Es gibt sie in Bioläden und -märkten. Gelingt es diesen Bioproduzenten doch, durch eine Kreislaufwirtschaft so zu produzieren, dass der Ackerboden seine natürliche Zusammensetzung und Fruchtbarkeit ohne künstlichen Dünger auch für künftige Generationen behält. Das ist sonst nicht der Fall. Darüber hinaus kann man sich auf einen einzelnen Biohof konzentrieren, sich dort unmittelbar umsehen, mit Landwirten, Gärtnern, Bäckerinnen oder Käserinnen sprechen bzw. Lebensmittel vor Ort gleich im Hofladen kaufen. Besseres Gemüse findet man höchstes noch im eigenen Garten!

Ein verständliches Gegenargument ist das Preisniveau im Bioladen. Natürlich hängt es auch vom Geldbeutel ab, welche Möglichkeiten jeder hat. Aber auch hier bedeutet guter Wille, dass von teuren Lebensmitteln wie Fleisch, Süßigkeiten, Fertigprodukten usw. dann eben weniger und von den preislich reduzierten Sonderangeboten mehr gekauft wird. Ohnehin ist eine generelle Ernährungsumstellung weg von zu vielem tierischen Eiweiß oder zuckerhaltigen Produkten vonnöten. Denn zuvorderst bei Kindern, die erst im Wachsen begriffen sind, aber letztlich für jeden Menschen ist es absolut sinnvoll, hochwertige, weil nicht konservierte, gefärbte, gestreckte, gezuckerte, mit Chemikalien versehene, also biologisch produzierte Nahrungsmittel zu verzehren. Dies erleichtert dem Körper die Arbeit, man bleibt gesund und leistungsfähig oder schafft Kapazitäten für eine Heilung von Beschwerden.

Ausnahmen bestätigen freilich auch hier die Regel insofern, als man auch beim Heilpraktiker nicht gleich alles beim ersten Besuch für den

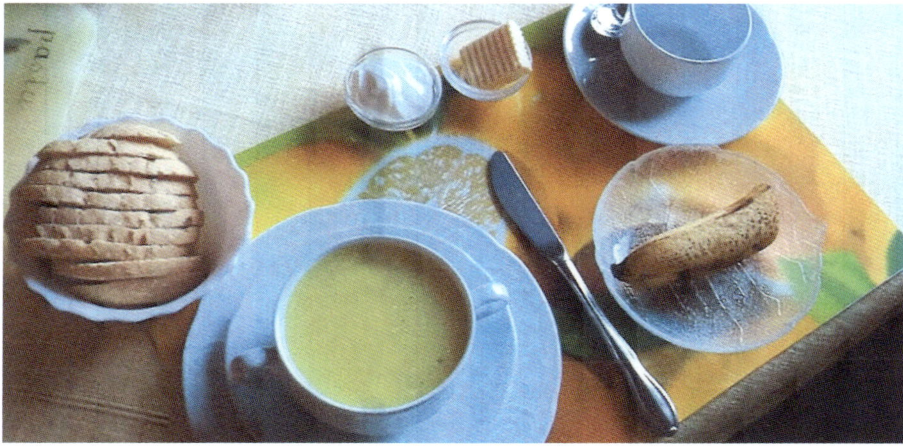

Abb. 36: Vorbild Mayr-Essen „Schmalhans-Küchenmeister“: Gemüsesuppe, alte Dinkelsemmel, ½ Banane, etwas Butter und Frischkäse, Tee (Foto Autor)

Rest des Lebens verboten bekommt. Noch immer kann man Feste feiern wie sie fallen, das heißt, mal eine unhinterfragte Thüringer Bratwurst auf dem Wochenmarkt ist natürlich möglich. Man verträgt sie allerdings umso besser, je seltener man „sündigt“ und je gesünder man durch Disziplin im Alltag schon geworden ist. Und nicht zu vergessen: regional heißt nicht gleich „bio“, beides zusammen wäre ideal. Manchmal aber kann sich der Produzent die Zertifizierung nicht leisten, geht aber doch vernünftig mit seinen Tieren und Pflanzen um. Das ist dann der Bioproduktion im Grunde ebenbürtig.

Und damit kehre ich zum Anfang meines Buches zurück: Eine extreme Bedürfnislosigkeit zum Lebensinhalt zu machen, wie sie dem griechischen Eremiten und Philosophen Diogenes von Sinope (ca. 413–323 v. d. Z.) zugeschrieben wird, kann auch in unserer heutigen Gesellschaft sicherlich nur die Ausnahme sein. Aber seine Warnung, auf unseren biologischen Körper und Stoffwechsel bezogen, ist zeitlos: *„Wie die Ratten die gefülltesten Speicher heimsuchen, so die Krankheiten und Komplikationen die überfütterten Menschen.“*[92]

92 Rauch, Erich: Lehrbuch der Diagnostik und Therapie nach F. X. Mayr, a. a. O., S. 231.

WEITERE BÜCHER ZUM THEMA GESUNDHEIT

aus dem Spurbuchverlag *(Auswahl)*

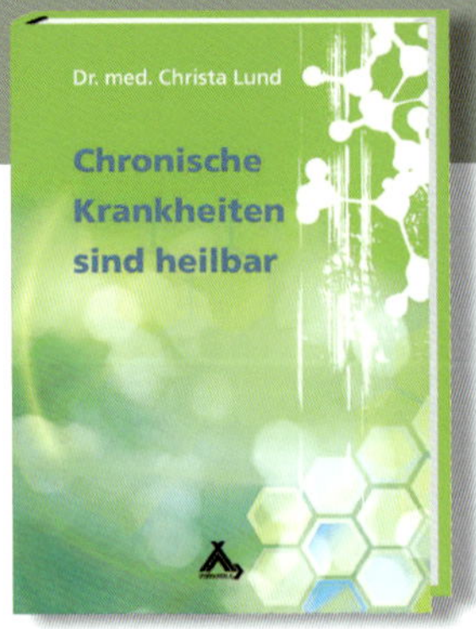

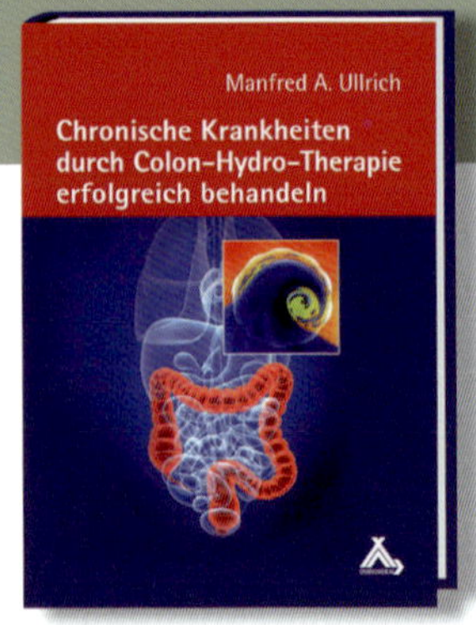

Chronische Krankheiten sind heilbar

Chronische Krankheiten sind heilbar, wenn ihre Ursachen gefunden werden und mit der kausalen Behandlung eine Heilung, d.h. eine Wiederherstellung der psychischen und somatischen Balance möglich wird. Hierdurch geeignete Verfahren der biologischen Medizin machen dieses Ziel in den meisten Fällen erreichbar. Wissenschaftlich fundierte Untersuchungsmethoden und Therapien werden kurz dargestellt, Fallbeispiele zeigen die Effektivität der Verfahren, einzelne Krankheitsbilder werden in ihrer multikausalen Komplexität beschrieben.

Die Autorin ist seit langer Zeit in eigener Praxis mit dem Schwerpunkt der Diagnostik und Therapie chronischer Erkrankungen tätig. Mit diesem Buch sollen chronisch erkrankte Menschen, interessierte Ärzte und Heilpraktiker angesprochen werden.

Christa Lund:
Chronische Krankheiten sind heilbar
150 Seiten, Hardcover, 14,8 x 21 cm,
ISBN 978-3-88778-326-6, 1. Auflage

Chronische Krankheiten durch die Colon-Hydro-Therapie erfolgreich behandeln

Mit der Colon-Hydro-Therapie ist man erstmals in der Lage, alle Schlacken aus dem Darm zu lösen und abfließen zu lassen. Wenn alle Rückstände entfernt sind, verschiebt sich der Säure-Basen-Haushalt des Darms ins Basische. Dadurch gehen auch alle schädlichen Pilzkulturen im Darm zugrunde und werden mit den Entzündungsbakterien ausgeschieden.

Manfred A. Ullrich ist Heilpraktiker und hat in seiner Praxis neue Wege in der Allergiebehandlung beschritten, die er in diesem Buch darstellt. Er ist Gründer und 1. Vorsitzender des Verbandes der Freien Colon-Hydro-Therapeuten e.V.!

Manfred A. Ullrich:
Chronische Krankheiten durch die Colon-Hydro-Therapie erfolgreich behandeln
256 Seiten, Hardcover, 15 x 21 cm,
ISBN 978-3-88778-357-0, 1. Auflage

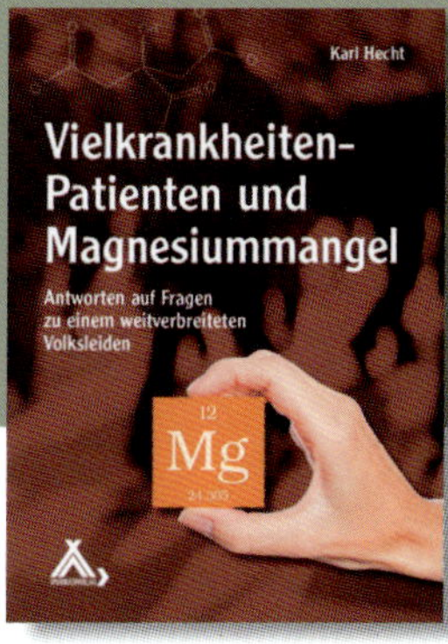

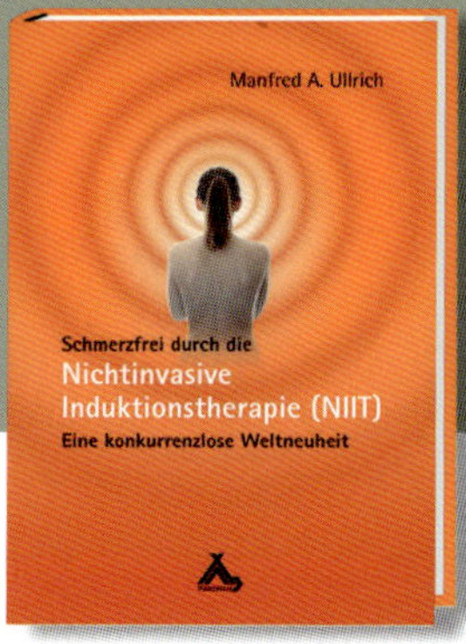

Vielkrankheiten-Patienten und Magnesiummangel

Die Vielkrankheiten-Patienten (in der Fachsprache ais Multimorbiditätskranke bezeichnet) werden weltweit immer mehr ein Problem der Ärzte und Krankenkassen. Von 2006 bis 2015 ist in Deutschland die Zahl der über 70-jährigen Patienten mit mehreren Krankheiten von 1,1 auf 2,0 Millionen angestiegen. Tendenz weiter steigend. Bisher wurde verkannt, dass der Mangel an Magnesium eine bedeutende Rolle bei der Entstehung der Multimorbidität spielen kann.

Magnesium ist im menschlichen Körper in über 37.000 Eiweißbildungsfunktionen eingebunden und Aktivator von über 300 Enzymen. Fehlt das Magnesium, dann entstehen nicht nur Krämpfe, sondern Störungen der gesamten Stoffwechselregulation, die sich in vielen Symptomen äußern, wie sie bei der Multimorbidität, der Vielkrankheiten-Patienten festgestellt wurden. Eine große Zahl von Studien zeigt, dass die Applikation von Magnesiumsalzen Symptome der Multimorbidität beseitigen kann.

Karl Hecht: Vielkrankheiten-Patienten und Magnesiummangel
88 Seiten, Softcover, 15 x 21 cm,
ISBN 978-3-88778-529-1, 1. Auflage

Schmerzfrei durch die Nichtinvasive Induktionstherapie (NIIT)

Die Nichtinvasive Induktionstherapie ist eine konkurrenzlose Weltneuheit. Ungefähr 40 Millionen Menschen sollen in Deutschland in irgendeiner Form chronisch krank sein. Mit der Colon-Hydro-Therapie behandeln wir systemische Krankheiten und den extrazellulären Raum (Nahrungsbereitstellung und Abfalltransport). Mit NIIT können wir die Zellwand durchschlagen und die kranke Zelle wieder regenerieren, ob sie will oder nicht.

Die Arthrosezelle hat noch 40-50 mV Zellspannung, die Arthritiszelle 50-70 mV, die Krebszelle 15-20 mV, die gesunde Zelle 80-100 mV Zellspannung. Durch die NIIT kann der Zellverband wieder richtig ernährt und aufgebaut werden. Das ist logisch, das ist neu – und lässt viele chronisch Kranke wieder hoffen. Einsatzgebiete sind Fibromyalgien, Arthrosen, Arthritis, Augenerkrankungen, Sportverletzungen, Karpaltunnel-Syndrom u.v.a. mehr.

Manfred A. Ullrich: Schmerzfrei durch die Nichtinvasive Induktionstherapie (NIIT)
96 Seiten, Hardcover, 15 x 21,5 cm,
ISBN 978-3-88778-338-9, 1. Auflage

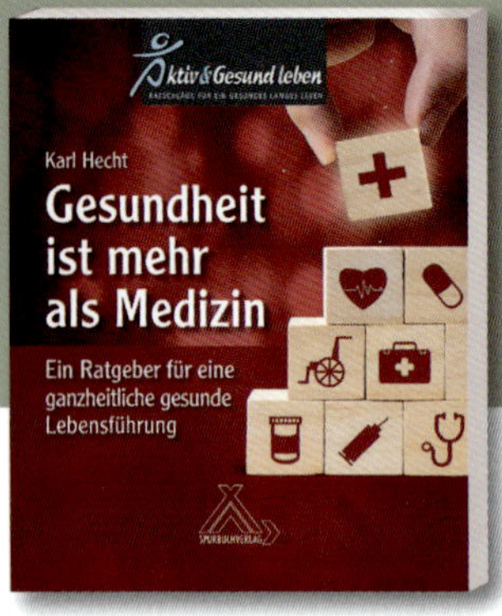

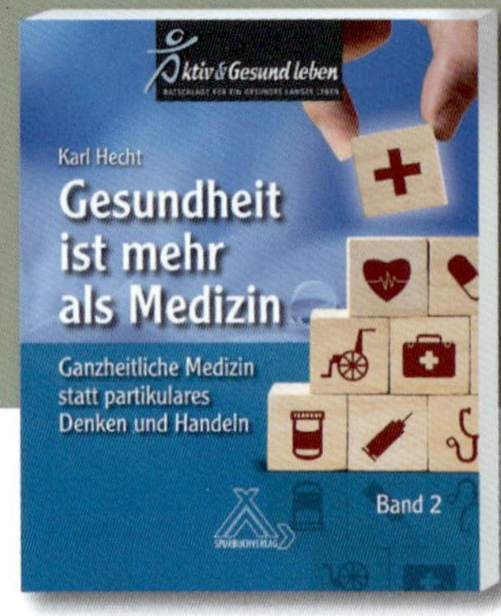

Gesundheit ist mehr als Medizin – Band 1

Dieses Buch ist ein Ratgeber für eine ganzheitlich-naturverbundene Prophylaxe, die mit einer ganzheitlichen gesunden Lebensführung zur Harmonisierung von Geist, Emotionen und Körper mit der Natur und psychosozialen Beziehungen erreicht werden kann.

Die zunehmende Ökonomisierung des Gesundheitswesens mit der Bezeichnung Gesundheitswirtschaft betrachtet den Patienten als Ressource und die Gesundheit als Ware. Gleichzeitig wird den Ärzten und Ärztinnen die Möglichkeit, die ärztliche Kunst auszuüben, versagt, indem sie an Leitlinien und Bürokratie gebunden zur Marionette degradiert werden. Das bedeutet für jeden, dem seine Gesundheit lieb ist, selbst die Verantwortung für sich zu übernehmen und eine konsequente ganzheitliche gesunde Lebensführung in seinem Alltag einzubauen. Mit diesem Buch möchte der Autor dazu Anregungen und Empfehlungen geben.

Karl Hecht:
Gesundheit ist mehr als Medizin – Band 1
240 Seiten, Softcover, 17,5 x 22 cm,
ISBN 978-3-88778-584-0, 1. Auflage

Gesundheit ist mehr als Medizin – Band 2

Die gesamte westliche medizinische Wissenschaft ignoriert die Ganzheit des Menschen und dessen psychobiologische Funktionen. Das ist ein großer Irrtum. Diese Situation beschrieb Friedrich Cramer, ehemaliger Direktor des Max-Planck-Instituts für experimentelle Medizin und Genforscher: „Das Gros der Wissenschaftler denkt ausschließlich partikular. Sie sind so organisiert, dass sie das Spezialwissen fördern. Aber Weisheit kommt nur aus Gesamtschau. ... Lebenswissenschaft kann niemals partikular sein. Sie ist immer ganzheitlich. Mag sein, dass sie dann von den so genannten exakten Wissenschaften belächelt und nicht für voll genommen wird. Das müssen wir auf uns nehmen, denn wir haben es mit Lebendigem zu tun, für das wir Verantwortung tragen."

Gesundheit ist mehr als die Summe von medizinischen Einzeldisziplinen und den Diagnosen verschiedener Fachärzte. Ein gesunder Mensch braucht ein ganzheitliches Denken, Handeln und Behandeln.

Karl Hecht:
Gesundheit ist mehr als Medizin – Band 2
168 Seiten, Softcover, 17,5 x 22 cm,
ISBN 978-3-88778-585-7, 1. Auflage

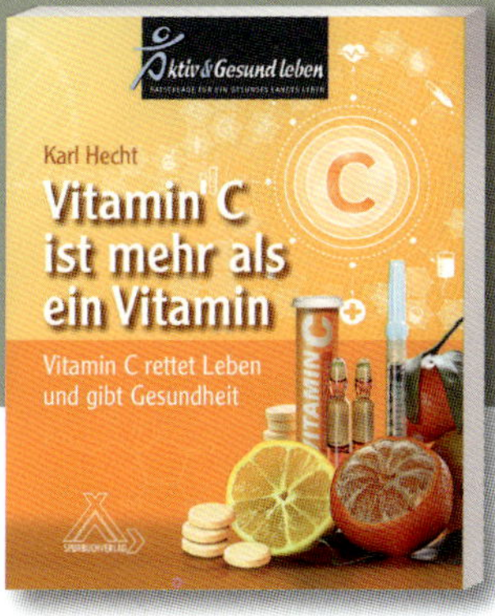

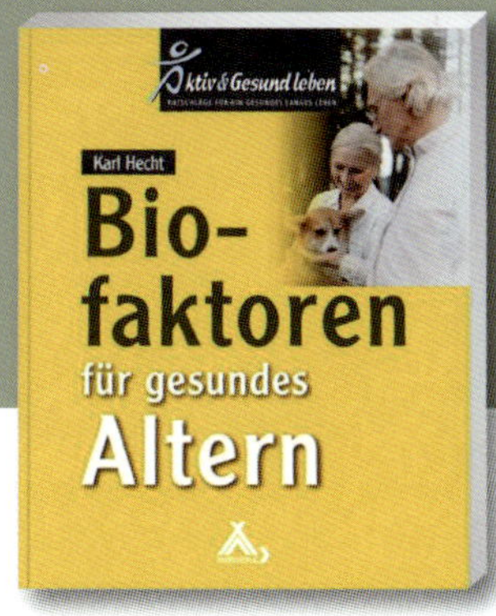

Vitamin C ist mehr als ein Vitamin

Das Buch stellt uralte wie auch neue, höchst wirksame Methoden der Selbstheilung vor, ebenso die für unser Leben wesentlichen Erkenntnisse, die für eine gesunde Lebensausrichtung von fundamentaler Bedeutung sind. Es umfasst das ganze menschliche Sein und erläutert auch das, was üblicherweise unausgesprochen bleibt. Die Erfahrbarkeit stofflicher, feinstofflicher, mentaler und seelischer Veränderungsprozesse wird nachvollziehbar beschrieben. Der Leser wird dazu angeregt, die vorgestellten Methoden zur Steigerung des eigenen Gesundheitsniveaus eigenständig und mit Erfolg anzuwenden.

Der Autor berichtet aus eigener Erfahrung. Er war mit 23 Jahren bereits austherapiert, suchte und fand aber die Lösung, zunächst zum Überleben, nach Jahren dann zu einem völlig beschwerdefreien gesunden Leben ohne Medikamente. Schließlich entdeckte er auch die fundamentalen Gesetze des Seins sowie ihre Umsetzung in die eigene Lebensrealität.

Karl Hecht:
Vitamin C ist mehr als ein Vitamin
72 Seiten, Softcover, 17 x 21,5 cm,
ISBN 978-3-88778-066-1, 1. Auflage

Biofaktoren für gesundes Altern

Das Geheimnis eines langen gesunden Lebens über die 100 Lebensjahre hinweg ist derzeit in aller Munde. Prof. em. Prof. Dr. med. habil. Karl Hecht darf ohne Übertreibung als einer der Initiatoren dieses Trends genannt werden. Wie sich Lebensstil und Biofaktoren auf unser Alter auswirken, hat er in seinem neuen Buch beschrieben. Es ist das letzte Buch in einer langen Reihe, denn am 23.09.2022 verstarb Prof. Hecht eher überraschend im Alter von 98,7 Jahren. Eine Woche vorher hatte er uns tatsächlich noch das Manuskript seines Vermächtnisses zugeschickt. Eine Empfehlung für alle Leser, ein Lebensalter von mindestens 100 Jahren zu erreichen. Er war fest davon überzeugt dieses Alter selbst auch zu erreichen.

Das Geheimnis eines langen gesunden Lebens liegt einerseits in der Vermeidung vieler unnötiger Medikamenten und in einem gesundheitsorientierten Lebensstil: Bewegung, Entgiftung des Körpers von Umwelteinflüssen sowie eine Erkennung der wirklichen Biofaktoren, die bei jedem Menschen etwas anders verlaufen können.

Karl Hecht: Biofaktoren für gesundes Altern
164 Seiten, Softcover 17,4 x 21,9 cm,
ISBN 978-3-88778-067-8, 1. Auflage